小児リウマチ
レジデント
ガイド

A Resident's Guide to
Pediatric Rheumatology

**Metropolitan Pediatric
Rheumatology Conference** [編集]

日本小児リウマチ学会 [編集協力]

朝倉書店

序

『小児リウマチレジデントガイド』を手にとってくださっている読者の皆様へ

「処方された薬をしっかり飲んだけれど，発熱が治まらない」，「関節が痛くて（痛そうで）腫れぼったい気がする」，「手指が冷たく色が悪い」，「軟膏をつけたけれど発疹がよくならない」という主訴をもつ子どもが先生方の診察室にこられたら，皆さんはどうしますか？ 患者さんの診療情報を集めるために，血液検査，尿検査，抗原迅速検査，X線検査をはじめとする画像検査を必要な分オーダーして，その待ち時間に教科書・テキストに目を通したり，自分が信頼している検索サイトから必要な情報を入手したり，診療チーム内の先輩らと頭を巡らして鑑別診断を進めているのではないでしょうか？ その過程で，頭の片隅にはリウマチや膠原病疾患も鑑別に浮かぶけれど，実際にはあまり多くない疾患だから，その疾患でよいのか，診断にまでどうアプローチすべきかいつも迷ってしまう，という実地の声があることも実際によく耳にします.

そのようなときに，お役に立つバイブル的情報書として，この『小児リウマチレジデントガイド』をぜひとも活用してください. 本書は，小児リウマチ性疾患の基礎的・実践的な知識をコンパクトにまとめたもので，小児リウマチ診療にチームとして従事する臨床実習中の医学生から，初期臨床研修医，後期臨床研修医およびその指導者にまで広く使っていただけるように工夫を施しています.

本書の方針として，実地で研鑽を積んでいる小児リウマチ医である執筆陣には，

- 小児リウマチ学のエッセンスを簡潔にわかりやすくコンパクトに記述する,
- ベッドサイドでの必須検査項目や標準治療などの知識の導入として用いることができるように配慮する,
- 小児リウマチ学分野の将来性や,研究対象としての興味深さが伝わるような内容も適宜に加える,
- 診断基準,診療指針・ガイドライン,統計資料などは最新のものに準拠する,

などについて心がけていただきました.

　各疾患の章をご覧いただくとわかると思いますが,まず冒頭にその疾患で『大切な押さえておくべきポイント』が箇条書きに列記され,診断あるいは分類基準に続いて,臨床症状(「この症状があったらその疾患を疑おう」「こんな症状にも注意しよう」)と検査(「この検査をオーダーしよう」「診断が確定したら追加で確認しよう」「必要に応じて検討しよう」)について解説し,最後に治療と予後について触れられています.ここには,臨床の場で診ることがある主な小児リウマチ性疾患はほとんど網羅しており,その疾患の診断アプローチだけでなく,疾患概念,特徴,治療に至るまで読みやすくまとめてあります.

　本書を読むことで,皆さんが小児リウマチ学分野に興味をもつ契機になれば執筆者代表として嬉しく思っています.本書は2019年にカナダで刊行された "A Resident's Guide to Pediatric Rheumatology 4th Revised Edition"(The Hospital For Sick Children)を参考にしながら,本邦ならではの情報をはじめとした特色ある内容も数多く盛り込みました.編集のMetropolitan Pediatric Rheumatology Conference(MPRC)は,東京を中心とした小児リウマチ性疾患の診療施設の専門医や若手医師が参加する研究会で,会合ではいつも症例検討などの活発な討議が繰り広げられており,本書にも,スペシャリストならではの知識や診療スキルが余すことなく詰め込まれてい

ます．実臨床の場で多忙な業務をこなしながら，ご執筆いただいた先生方に深く感謝申し上げます．

東京医科歯科大学大学院医歯学総合研究科 生涯免疫難病学講座
聖マリアンナ医科大学 リウマチ・膠原病・アレルギー内科／
リウマチ・膠原病生涯治療センター

教授　森　雅亮

目次

1. 診断へのアプローチ

1-1. 対象となる主な疾患

　リウマチ性疾患（rheumatic diseases：RD）とは，免疫系の異常により発症する全身性の病気をさす．そのうち主な疾患と英語名および略語を以下に示す．

◆本書で対象となる主なリウマチ性疾患

- 関節リウマチ　rheumatoid arthritis：RA
- 脊椎関節炎　spondyloarthritis：SpA ⇒第5章
    - 強直性脊椎炎　ankylosing spondylitis：AS
    - 乾癬性関節炎　psoriatic arthritis：PsA ⇒第5章
    - 反応性関節炎　reactive arthritis：ReA
        - 溶連菌感染後反応性関節炎　poststreptococcal reactive arthritis：PSRA
    - ぶどう膜炎関連関節炎　uveitis associated arthritis
    - 炎症性腸疾患に伴う脊椎関節炎　SpA associated inflammatory bowel disease
- 若年性特発性関節炎　juvenile idiopathic arthritis：JIA
    - 全身性関節炎　systemic JIA：sJIA ⇒第3章
        - マクロファージ活性化症候群　macrophage activation syndrome：MAS ⇒第16章
    - 少関節炎　oligoarticular JIA
        - 遷延型　persistent

　　・進展型　extended
- リウマトイド因子陰性多関節炎　rheumatoid factor negative polyarticular JIA
- リウマトイド因子陽性多関節炎　rheumatoid factor positive polyarticular JIA
- 乾癬性関節炎　psoriatic arthritis：PsA ⇒第5章
- 付着部炎関連関節炎　enthesitis-related arthritis：ERA ⇒第5章
- 未分類関節炎　undifferentiated arthritis

- 全身性エリテマトーデス　systemic lupus erythematosus：SLE ⇒第6章
  - ループス腎炎　lupus nephritis：LN
  - 新生児ループスエリテマトーデス　neonatal lupus erythematosus：NLE
- 抗リン脂質抗体症候群　antiphospholipid syndrome：APS
- 炎症性筋疾患　inflammatory muscle diseases
  - 多発性筋炎　polymyositis：PM
  - 皮膚筋炎　dermatomyositis：DM
  - 封入体筋炎　inclusion body myositis：IBM
  - 若年性皮膚筋炎　juvenile dermatomyositis：JDM ⇒10A
- 全身性強皮症　systemic sclerosis：SSc ⇒11A
- 限局型強皮症　localized scleroderma ⇒11B
- Sjogren 症候群　Sjogren's Syndrome：SS ⇒第12章
- IgG4 関連疾患　IgG4-related disease：IgG4RD
- 成人 Still 病　adult Still's disease：ASD
- 混合性結合組織病　mixed connective tissue disease：MCTD ⇒第7章
- オーバーラップ症候群　overlap syndrome

- リウマチ熱　rheumatic fever：RF

◆血管炎

- 大血管炎 ⇒第 8 章

  - 巨細胞性血管炎　giant cell arteritis：GCA
  - 高安動脈炎　Takayasu arteritis：TA

- 中血管炎 ⇒第 8 章

  - 結節性多発動脈炎　polyarteritis nodosa：PAN
  - 川崎病　Kawasaki disease：KD

- 小血管炎 ⇒第 9 章

  - ANCA 関連血管炎　ANCA-associated vasculitis：AAV

    - 多発血管炎性肉芽腫症　granulomatosis with polyangiitis：GPA
    - 顕微鏡的多発性血管炎　microscopic polyangiitis：MPA
    - 好酸球性多発血管炎性肉芽腫症　eosinophilic granulomatosis with polyangiitis：EGPA

  - 免疫複合体血管炎

    - 抗 GBM 病　anti-glomerular basement membrane disease：anti-GBM
    - IgA 血管炎　IgA vasculitis
    - クリオグロブリン血管炎　cryoglobulinemic vasculitis：CV
    - 低補体蕁麻疹様血管炎　hypocomplementemic urticarial vasculitis：HUV

- 多彩血管炎

  - Cogan 症候群　Cogan Syndrome
  - Behcet 病　Behcet's Disease：BD ⇒第 13 章

- 単臓器血管炎

  - 原発性中枢神経系血管炎　primary angiitis of central nerves system：PACNS

    ・血管造影陽性 PACNS
    ・血管造影陰性 PACNS

  - 皮膚に限局した血管炎　isolated cutaneous leucocyto-clastic vasculitis

◆自己炎症性疾患

⇒第 14 章

- インフラマゾーム関連自己炎症性疾患　inflammaso-mopathies

  - 家族性地中海熱　familial Mediterranean fever：FMF
  - クリオピリン関連周期熱症候群　cryopyrin-associated periodic syndromes：CAPS
  - メバロン酸キナーゼ欠損症　mevalonate kinase deficiency：MKD　など

- I 型インターフェロン症　type 1 interferonopathies

  - Aicardi–Goutieres 症 候 群　Aicardi–Goutieres Syndrome：AGS
  - キャンドル症候群　CANDLE syndrome
  - その他

- NF-κB 経路の異常

  - A20 ハプロ不全症　A20 haploinsufficiency：HA20 など

- その他の自己炎症性疾患

  - Blau 症候群　Blau Syndrome
  - TNF 受容体関連周期性発熱症候群　TNF receptor-

associated periodic syndrome：TRAPS
- 周期性発熱・アフタ性口内炎・咽頭炎・頚部リンパ節炎症候群　periodic fever, aphthous stomatitis, pharyngitis and adenitis：PFAPA　など

1-2. 臨床症状からのアプローチ

リウマチ性疾患の診断は，それを疑うことより始まる．

比較的徐脈

- 細胞内寄生微生物，薬剤熱，中枢神経感染症，悪性リンパ腫，詐熱（さねつ）

関節症状からのアプローチ

- 炎症性 vs. 非炎症性
  - 炎症性：
    - ・圧痛，腫脹，発赤，熱感，炎症反応を伴う
    - ・全身症状（発熱，こわばり，体重減少）を伴う
  - 非炎症性：圧痛 ± 腫脹のみ，炎症反応を伴わない
- 関節性 vs. 非関節性
  - 関節性：
    - ・滑膜，軟骨，関節内靱帯，関節包，関節近傍の骨表面
    - ・自動または他動運動で疼痛を認める
    - ・変形，熱感，腫脹，関節摩擦音を認める
  - 非関節性：
    - ・関節周囲（腱，筋肉，骨，神経，皮膚）由来
    - ・自動運動で疼痛を自覚するが，他動運動では感じない
    - ・関節の変形や腫脹はみられない
    - ・圧痛点を見出せる

- JIA：朝のこわばりを伴う

  - 多関節炎：指趾（近位指節間（PIP），中手指節（MCP），中足趾節（MTP））の小関節，左右対称
  - 少関節炎：膝，足
  - 付着部炎：膝，足，股
  - 乾癬性関節炎：

    ・遠位指節間（DIP）関節を含む指趾の小関節．MCP関節は稀
    ・指趾炎の合併

- 細菌性：単関節炎，白血球増加，炎症反応高値，外傷
- ウイルス性：発熱・皮疹に伴い急性発症する
- 細菌性心内膜炎：肩と腰が痛くなる
- 移動性関節炎：リウマチ熱，ウイルス性関節炎，SLE，Lyme 病，サルコイドーシス，細菌性心内膜炎，再発性多発軟骨炎，悪性疾患，回帰性リウマチ　など

朝のこわばり

- JIA，SS，ウイルス性関節炎，若年性線維筋痛症 など

光線過敏

- SLE（70%），DM（10%），自己抗体（抗 Ro 抗体，抗U1-RNP 抗体）陽性例

Raynaud 現象

- 健康人の数%から 10%に認められ，女性に多い
- 原発性：Raynaud 病
- 二次性：

  - リウマチ性疾患（MCTD 98%，SSc 90%，SLE 40%，SS20%，PM/DM 10%，RA 5%，その他（閉塞性血栓性血管炎，APS））
  - 動脈硬化

- 振動性
- 神経圧迫（手根管症候群，胸郭出口症候群，頚椎ヘルニア）
- 薬剤性
- 血液疾患（真性多血症，悪性リンパ腫，クリオグロブリン血症）
- 悪性腫瘍
- 甲状腺機能低下症

網状紅斑を認める疾患

- Livedo reticularis（閉じている）：抗リン脂質抗体症候群，血管炎
- Livedo（開いている）：寒冷等による循環不全

結節性紅斑を認める疾患

- 特発性
- 薬剤性（抗菌薬（サルファ剤，アモキシシリンなど））
- 感染症（溶連菌，マイコプラズマ，クラミジア，結核菌など）
- サルコイドーシス
- BD
- SLE
- クリオグロブリン血症
- 腸炎（炎症性腸疾患，限局性腸炎）

紫斑

- 血管内の異常（触知不可能）
  - 血小板の異常，薬剤（アスピリン），血小板減少性紫斑病，
  - 播種性血管内凝固，凝固異常，骨髄増殖性疾患，放射線治療，
  - 感染症（ナイセリア，リケッチア，ブドウ球菌）

- 血管の異常（触知可能）

    - 炎症性：白血球破砕性血管炎，IgA 血管炎，PAN，
    - GPA，EGPA，SLE，RA，CV
    - 非炎症性：外傷，感染性心内膜炎，塞栓，アミロイドーシス

- その他（触知可能 or 触知不可能）

    - 血管脆弱性，ステロイド紫斑，壊血病

爪囲紅斑，爪郭小梗塞像

- SSc，JDM，SLE

口内炎を合併するリウマチ性疾患

- SLE, BD, 炎症性腸疾患に伴う脊椎関節炎，ReA，PFAPA，HA20

リウマチ性疾患と眼病変

- 前部ぶどう膜炎：JIA（抗核抗体陽性，若年女児），SpA，炎症性腸疾患
- ぶどう膜炎：BD，サルコイドーシス，間質性腎炎ぶどう膜炎症候群（TINU 症候群）
- 強膜炎：RA，SLE，AAV，PAN，再発性多発軟骨炎，Cogan 症候群

鞍鼻

- GPA，サルコイドーシス，再発性多発軟骨炎 など

1-3. 検査異常からのアプローチ

　診断の決め手になる検査異常はなく，類似の症状を呈する様々な疾患が存在するため，鑑別診断は重要である．

血算，白血球分画

- リンパ球減少：SLE，SS

- 血小板減少：SLE，SS，APS，IgA 血管炎

炎症反応

- 赤沈亢進＋CRP 正常

  - SLE，SS，IgG4RD，ネフローゼ症候群，多発性骨髄腫，
  - 高ガンマグロブリン血症，貧血，急性炎症性疾患の回復期，妊娠

- 赤沈正常＋CRP 上昇

  - 播種性血管内凝固症候群，肝うっ血，心不全，
  - 赤血球の増加（多血症，脱水症），急性炎症性疾患の初期，
  - フィブリノゲンの減少，免疫グロブリンの減少

- SLE なのに CRP が上昇する病態

  - 感染症，関節炎，漿膜炎（心外膜炎，胸膜炎），ループス腸炎・膀胱炎

- 血清アミロイド A：FMF 患者で非発作時にも持続的に高値となる場合には二次性アミロイドーシスの発症に注意する

リウマトイド因子

- RA 患者での陽性率　早期 50%以下，全経過 70〜80%
- JIA 全体では陽性率は低く，発症型の分類に用いられる．
- 他疾患：他のリウマチ性疾患（SS，SSc，MCTD，CV，PM/DM），ウイルス性関節炎，感染性心内膜炎，結核，梅毒，ハンセン病，間質性肺炎，原発性胆汁性肝硬変，肝硬変，サルコイドーシス，一部の悪性腫瘍，ワクチン接種後など

抗 CCP 抗体

- RA の診断に有用で RF よりも特異度が高い．
- JIA での有用性は RF と同様．

- 他疾患：結核，他のリウマチ性疾患（PsA，SLE，SSc，SS，血管炎），感染症（HCV）など

マトリックスメタロプロテアーゼ-3（matrix metalloproteinase-3：MMP-3）

- 主に滑膜細胞や軟骨細胞から産生される蛋白分解酵素
- RA のほか，様々な関節炎（PsA など），変形性関節症，痛風，リウマチ性多発筋痛症などでも上昇する.
- ステロイドの全身投与によっても高値になる.

トリグリセリド

- MAS

補体

- 高値：炎症性疾患
- 低値：SLE，SS，寒冷凝集素症，先天性補体成分減少症，急性糸球体腎炎，慢性肝疾患，播種性血管内凝固症候群，遺伝性血管神経浮腫，エンドトキシンショック，トシリズマブ

抗核抗体（antinuclear antibody：ANA）

- リウマチ性疾患：SLE，MCTD，SSc，SS，DM，薬剤性ループス，APS
- 健康小児でも一定の割合で陽性となる（20 倍以上 23%，40 倍以上 16%，80 倍以上 11%，160 倍以上 4%，320 倍以上 1%）
- アトピー性皮膚炎（AD）の抗 DFS70 抗体陽性例
- 感染後（伝染性紅斑，マイコプラズマ，インフルエンザ，風疹など）
- その他の自己免疫疾患：自己免疫性肝炎，橋本病，甲状腺機能亢進症，重症筋無力症，糖尿病，免疫性血小板減少性紫斑病，自己免疫性胆管炎，原発性胆汁性肝硬変，多発性硬化症など

- 悪性疾患でも陽性化する
- JIA では ぶどう膜炎合併リスク評価に有用
- 染色型（pattern of fluorescence）

  - 均質型（homogeneous pattern）

    抗 DNA 抗体，抗ヒストン抗体

  - 辺縁型（peripheral pattern）

    抗 DNA 抗体

  - 斑紋型（speckled pattern）

    抗 U1-RNP 抗体，抗 Sm 抗体，抗 Scl-70 抗体，抗 Ro（SS-A）抗体，抗 La（SS-B）抗体，抗 Ki 抗体，抗 Ku 抗体

  - 核小体型（nucleolar pattern）

    抗 RNA ポリメラーゼ抗体，抗 U3RNP 抗体，抗 7-2RNP 抗体，抗 PM-Scl 抗体，抗リボゾーム抗体，抗リボゾーム P 抗体

  - 散在斑紋型（centromere pattern）

    抗セントロメア抗体

  - 顆粒型（nuclear dots pattern）

    抗 p80 coilin 抗体，抗 Sp-100 抗体

  - 核膜型（nuclear envelope pattern）

    抗核膜ラミン抗体，抗 gp210 抗体

  - PCNA 型

    抗 PCNA 抗体，抗 Na 抗体/抗 CENP-F 抗体

  - 紡錘体型

    抗 NuMA-1 抗体，抗 NuMA-2 抗体

    ※参考：細胞質型（cytoplasmic pattern）

    抗 ARS 抗体，抗 Ro（SS-A）抗体，抗ミトコンドリア抗体，抗平滑筋抗体，抗リボゾーム抗体，抗リボゾーム P 抗体

ANCA：antineutrophil cytoplasmic antibody

- C-ANCA（cytoplasmic ANCA）

  - PR-3 ANCA（proteinase-3 ANCA）
  - 非典型的 C-ANCA：囊胞性線維症，炎症性腸疾患，原発性硬化性胆管炎，RA

- P-ANCA（perinuclear ANCA）

  - MPO ANCA（myeloperoxidase ANCA）
  - その他の P-ANCA：炎症性腸疾患，RA，薬剤誘発血管炎，自己免疫性肝炎

- 非典型的 ANCA 陽性となる AAV 以外の原因

  - 薬剤（コカイン，レバミゾール）
  - 薬剤誘発性血管炎（ミノサイクリン，ヒドララジン，フェニトイン など）

- 他のリウマチ性疾患（anti-GBM，SLE，RA）
- 消化器疾患（潰瘍性大腸炎，原発性硬化性胆管炎，Crohn 病）

  - 腎炎（IgA 腎症，膜性腎症，間質性腎炎）
  - 感染症（感染性心内膜炎，結核症，アスペルギルス症，

- ヒトパルボウイルス B19，C 型肝炎 など）
- その他

血清フェリチン

- MAS，sJIA，悪性疾患など

ヒト白血球抗原（human leukocyte antigen：HLA）

（リウマチ性疾患と関連が報告されているもの）

- A26：BD
- B27：ERA，AS，ReA
- B39：TA

- B51：BD
- B52：TA
- DR4：JIA 多関節炎，RA，MCTD

尿検査
- 尿中$\beta2$ ミクログロブリン：尿$\beta2$M

  - MAS，間質性腎炎

1-4. 画像検査からのアプローチ

単純 X 線検査
- よく用いられる撮影方法

  - 手関節：正面，回外斜位
  - 足関節：正面，側面
  - 膝関節：立位正面
  - 仙腸関節：正面，Ferguson の変法（斜位 2 方向）
  - 頚椎：側面（前屈，後屈）

- 読影（ASBCDG）

  - **A**lignment（骨の配置，指趾の変形，脱臼）
  - **S**oft tissues（左右対称性，軟部組織の浮腫，関節腫脹，結節，石灰化）
  - **B**ones（density）（関節近傍の骨密度の低下）
  - **C**artilage（関節裂隙減少，強直，骨びらん，骨棘）
  - **D**istribution（罹患関節の分布）
  - **G**rowth abnormalities（骨の成長障害，長管骨の過成長）

関節 MRI
- T1 強調

  - 高信号：脂肪，軟骨
  - 中間：筋肉，腱，靭帯，関節包

　　　– 低信号：水（自由水）

- T2 強調

　　　– 高信号：水，炎症部位，脂肪
　　　– 中間：軟骨，筋肉
　　　– 低信号：腱，靱帯，関節包

- STIR（脂肪抑制）

　　　– 高信号：水，炎症部位
　　　– 中間：軟骨，脂肪，筋肉
　　　– 低信号：腱，靱帯，関節包

- T1 強調画像の Gd-DTPA による造影

　　　– 直後より染まる：関節滑膜，炎症性肉芽
　　　– 10〜30 分後より染まる：関節液

　　　　　　　　　　　　　　　　　　［執筆者：山口賢一］

2. 鑑別診断

2-1. 関節痛へのアプローチ

　関節痛の原因として，関節炎よりも外傷性や機械性のことが多いが，年少児であると言葉で表現できず，疼痛の把握が困難である場合もあり，慎重にアプローチすることが求められる．罹患関節部位，罹患関節数，先行感染の有無，慢性発症か急性発症か，疼痛の日内変動，移動性の有無，家族歴や渡航歴などから以下の鑑別を考えていく．

2-1-1. 単関節痛

(1) 単関節痛の鑑別診断

　単関節痛がみられるときには，表 2-1[(1)] に挙げた疾患について鑑別診断を行う．

(2) 単関節痛への検査

- 単純 X 線
- 関節穿刺，関節液一般検査，関節液培養
- 血液検査：血算，白血球分画，赤沈，CRP
- 追加検査

  - 感染症検査（例：血液培養，Lyme 病血清検査，結核検査）
  - 画像検査（例：超音波検査，MRI）
  - 免疫学的検査（例：ANA，HLA-B27）

●表2-1 単関節痛の鑑別診断

外傷性	骨折 軟部組織の損傷（例：挫傷，捻挫） 異物滑膜炎
感染症関連	化膿性関節炎骨髄炎 結核や Lyme 病などの慢性感染症 溶連菌感染後反応性関節炎を含む反応性関節炎 リウマチ熱
炎症性	若年性特発性関節炎 慢性非感染性骨髄炎 炎症性腸疾患 遺伝性自己炎症性疾患（例：家族性地中海熱， 　PAPA 症候群） Behcet 病
腫瘍性	筋骨格系腫瘍（例：類骨骨腫，骨肉腫） 造血器腫瘍
出血性	外傷性 凝固異常（例：血友病） 色素性絨毛結節性滑膜炎 動静脈奇形
血液疾患	鎌状赤血球症（例：疼痛発作，指炎）
機械性	過使用や反復性ひずみ損傷 腱 / 靱帯 / 半月板損傷 骨端炎 関節損傷（例：過去の外傷，感染症，先天異常）
整形外科的	阻血性骨壊死 大腿骨頭すべり症 離断性骨軟骨炎
疼痛症候群	複合性局所疼痛症候群

2-1-2. 多関節痛

(1) 多関節痛の鑑別診断

多関節痛がみられるときには，表 2-2[(1)] に挙げた疾患について鑑別診断を行う．

●表2-2　多関節痛の鑑別診断

炎症性	若年性特発性関節炎 全身性エリテマトーデス 若年性皮膚筋炎 強皮症 / 混合性結合組織病 / オーバーラップ症候群 全身性血管炎（例：IgA 血管炎） 炎症性腸疾患 遺伝性自己炎症性疾患 サルコイドーシス 慢性非感染性骨髄炎 / 慢性再発性多発骨髄炎 血清病
感染症関連	急性感染症（例：パルボウイルス B19，EBV，淋菌） 慢性感染症（例：結核（Poncet 関節炎），Lyme 病） 亜急性細菌性心内膜炎 リウマチ熱を含む反応性関節炎 骨髄炎，化膿性関節炎（稀に多関節痛を呈する）
免疫学的	関節炎を呈する原発性免疫不全症（例：Wiskott–Aldrich 症候群）
腫瘍性	白血病，リンパ腫，神経芽細胞腫，悪性腫瘍の全身転移
機械性	過使用による損傷，反復性ひずみ損傷 骨端炎 過伸展—良性または結合組織疾患によるもの（例：Ehlers–Danlos 症候群） 骨格異形成
代謝性	くる病 ビタミン C 欠乏症（壊血病） 糖原病，ムコ多糖症
疼痛症候群	線維筋痛症

(2) 多関節痛への検査

- 血液検査：血算，白血球分画，血液塗抹検査，赤沈，CRP
- 感染症検査（例：パルボウイルス B19 血清検査，EBV 血清検査，咽頭培養，ASO）
- 追加検査
  - 免疫学的検査（例：ANA，リウマトイド因子，HLA-B27）
  - 画像検査（例：単純 X 線，超音波検査，MRI）
  - 尿検査
  - 骨髄像，骨髄生検

2-1-3. 関節痛に伴う臨床情報から考える鑑別診断

　関節痛に伴う臨床情報から，表 2-3[(1)] のような関連疾患を挙げることが可能である．

2-2. 腰痛へのアプローチ

　小児の腰痛は，スポーツや外傷など機械性の頻度が高いが，明らかなきっかけがない場合には，悪性疾患を含む難治性疾患が隠れていることがあり注意が必要である．先天異常の有無，疼痛の範囲，疼痛時間，動作時痛か安静時痛か，先行感染の有無，発熱を含む随伴症状などから以下の鑑別を検討し検査を選択していく．

2-2-1. 腰痛の鑑別診断

　腰痛がみられるときには，表 2-4[(1)] に挙げた疾患について鑑別診断を行う．

2-2-2. 腰痛への検査

- 検査は必ずしも必要なく，臨床的評価のみでよい場合もある．

●表2-3　関節痛に伴う臨床情報から考える鑑別診断

臨床情報	関連疾患
重度の関節痛	感染症関連, 悪性腫瘍, 外傷, 阻血性骨壊死, 疼痛症候群
局所の圧痛	骨髄炎, 外傷, 阻血性骨壊死, 悪性腫瘍, 付着炎, 慢性非感染性骨髄炎
夜間の痛み	悪性腫瘍, 類骨骨腫, 成長痛
発赤	化膿性関節炎, リウマチ熱, 反応性関節炎
移動性関節痛	白血病, リウマチ熱
非荷重関節痛	感染症, 悪性腫瘍, 椎間板炎, 筋炎, 疼痛症候群
股関節痛	感染症関連, 阻血性骨壊死, 大腿骨頭すべり症, 悪性腫瘍, 軟骨融解症, 一過性滑膜炎, 若年性特発性関節炎 (特に付着部炎関連関節炎)
腰痛	通常は良性だが, 以下も考慮する 骨腫瘍・脊髄腫瘍, 椎間板炎, 脊椎分離症 / 脊椎分離すべり症, 若年性特発性関節炎 (付着部炎関連関節炎), 筋炎, 骨粗鬆症, 慢性非感染性骨髄炎, 疼痛症候群
関節周囲の痛み	悪性腫瘍, 過伸展, 疼痛症候群, 慢性非感染性骨髄炎
指炎	若年性特発性関節炎 (特に付着部炎関連関節炎, 乾癬性関節炎), 鎌状赤血球症, 外傷
ばち指	嚢胞性線維症, 炎症性腸疾患, 悪性腫瘍 (特に肺), 家族性, 肥大性骨関節症
体重減少	悪性腫瘍, 全身性自己免疫性疾患, 炎症性腸疾患

筋力低下	筋炎，オーバーラップ症候群，悪性腫瘍，疼痛関連筋力低下
皮疹	全身性自己免疫性疾患，血管炎症候群，若年性特発性関節炎（特に全身型，乾癬性関節炎），リウマチ熱，Lyme 病，血清病，自己炎症性疾患
口腔内潰瘍	血管炎症候群，Behcet 病，全身性エリテマトーデス，炎症性腸疾患，自己炎症性疾患
眼痛や眼球発赤	反応性関節炎，付着部炎関連関節炎，炎症性腸疾患，Behcet 病
爪や爪囲の変化	全身性自己免疫疾患，乾癬，亜急性細菌性心内膜炎
Raynaud 現象	全身性自己免疫疾患
不登校	疼痛症候群，慢性疲労
旅行	感染症関連（例：結核，Lyme 病，ウイルス性）
同じ症状の家族歴	遺伝性疾患または代謝性疾患（例：自己炎症性疾患）

- 追加検査

  - 画像検査（例：単純レントゲン，MRI）
  - 免疫学的検査（例：ANA，リウマトイド因子，HLA-B27）
  - 血液検査（例：血算，白血球分画，赤沈，CRP）

2-3. 発熱へのアプローチ

　発熱は小児一般外来において最も多い主訴の 1 つであるが，感染症が原因の半数以上を占める．その中で，長引く発熱，繰り返す発熱では，不明熱，反復性発熱の定義を確認し，稀な感染症，このガイドブックで解説されている血管炎，自己炎症症候群を含むリウマチ性疾患，悪性腫瘍などを鑑別していく必要がある．疾患によっては，速やかに診断を確定し治療が必要なものがあるため，発熱の程度（高熱か微熱か），発熱のパターン（稽留熱，弛張熱，間欠熱），随伴症状，薬剤投与歴などか

●表2-4　腰痛の鑑別診断

炎症性	若年性特発性関節炎 炎症性腸疾患 慢性非感染性骨髄炎，慢性再発性多発骨髄炎 慢性再発性多巣性骨髄炎 横断性脊髄炎（例：SLE）
感染症関連	急性感染症（例：骨髄炎，化膿性関節炎，椎間板炎，硬膜外膿瘍） 慢性感染症（例：結核（Pott病）） 反応性関節炎
腫瘍性	筋骨格系腫瘍（例：骨芽細胞腫，骨肉腫，脊髄腫瘍，転移） 白血病，リンパ腫
機械性	脊椎分離症，脊椎分離すべり症 脊椎側弯症 Scheuermann病 椎間板ヘルニア 退行性椎間板変性症
外傷	骨折
血液疾患	鎌状赤血球症の疼痛発作
疼痛症候群	線維筋痛症
その他	神経線維腫症

ら適切な検査を選択し以下の鑑別を進めていく.

2-3-1. 不明熱

(1) 不明熱の定義

- 原因不明の 38℃ 以上の発熱が 8 日間以上持続すること

(2) 不明熱の鑑別診断

　不明熱がみられるときには,表 2-5[(1)] に挙げた疾患について鑑別診断を行う.

(3) 不明熱への検査

- 臨床的評価やそれまでの検査結果により,必要な検査が異なる.
- まず行うべき血液検査:血算,白血球分画,血液塗抹検査,電解質,クレアチニン,血糖,赤沈,CRP,フェリチン,肝酵素,アルブミン,LDH
- 尿検査
- まず行うべき感染症検査:血液培養,尿培養,各種迅速抗原検査,各種ウイルス抗体検査,鼻咽頭スワブによるウイルス培養
- 追加検査

  - 画像検査(例:単純 X 線,腹部超音波)
  - 感染症検査(例:ASO,髄液検査)
  - 免疫学的検査(例:補体,免疫グロブリン)

2-3-2. 反復性発熱

(1) 反復性発熱の定義

- 6 か月間に 3 回以上の原因不明の発熱エピソードがあり,エピソード間は 7 日間以上健康である場合

●表2-5　不明熱の鑑別診断

感染性	細菌感染症（例：膿瘍，乳様突起炎，骨髄炎，腎盂腎炎，副鼻腔炎，腸チフス熱，結核） ウイルス感染症（例：アデノウイルス，CMV，EBV，エンテロウイルス，HIV） 寄生虫や真菌を含むその他の感染症（例：マラリア，Lyme病，トキソプラズマ，ブラストミセス症）
炎症性	血清病 全身性血管炎（例：川崎病） 全身性エリテマトーデス 若年性皮膚筋炎 全身型若年性特発性関節炎 Behcet病 炎症性腸疾患 遺伝性自己炎症性疾患 Castleman病 血球貪食性リンパ組織球症（原発性または二次性HLH/MAS） サルコイドーシス
薬剤性	薬剤熱，中毒
腫瘍性	白血病，リンパ腫 Langerhans細胞組織球症 神経芽腫
内分泌疾患	甲状腺機能亢進症 甲状腺炎 尿崩症
その他	膵炎 詐熱

(2) 反復性発熱の鑑別診断

　反復性発熱がみられるときには，表 2-6[(1)] に挙げた疾患について鑑別診断を行う.

●表2-6　反復性発熱の鑑別診断

感染性	ウイルス感染症あるいは細菌感染症の反復 ウイルス感染症（例：CMV，EBV，パルボウイルス，肝炎ウイルス，HIV） 細菌感染症（例：腸チフス熱，潜在性歯膿瘍，心内膜炎，抗酸菌） 寄生虫または真菌（例：マラリア，Lyme 病，ブルセラ症，エルシニア）
炎症性	遺伝性自己炎症性疾患 PFAPA 全身性エリテマトーデス 全身型若年性特発性関節炎 炎症性腸疾患 Behcet 病 結節性多発動脈炎 サルコイドーシス 血球貪食性リンパ組織球症（原発性または二次性 HLH/MAS） IgG4 関連疾患
血液疾患	周期性好中球減少症
腫瘍性	白血病，リンパ腫
免疫学的	DiGeorge 症候群 Chediak–Higashi 症候群 複合免疫不全症
薬剤性	薬剤熱，中毒
その他	中枢神経系異常（例：視床下部機能障害） Castleman 病 詐熱

(3) 反復性発熱への検査

- 発熱エピソード中およびエピソード間（健康な時期）の臨床評価
- 発熱のパターンや随伴症状の記録
- 発熱エピソード中およびエピソード間（健康な時期）の血液検査：血算，白血球分画，赤沈，CRP，フェリチン，肝酵素，アルブミン，LDH，免疫グロブリン（IgD を含む）
- 尿検査
- 追加検査

  - 感染症検査（例：血液培養，ウイルス抗体価）
  - 免疫学的検査（例：ANA）
  - 遺伝子検査

2-4. 再発性口腔内潰瘍へのアプローチ

　口腔内潰瘍は，多発性，再発性の場合，疼痛が強く時に経口摂取が困難になることがあり，特に小児では脱水や栄養障害の原因にもなりうる．原因は炎症性，感染性，薬剤性や物理的な刺激によるものまで多岐にわたる．潰瘍のできる部位や深さから鑑別に至ることもあり，十分に観察し随伴症状の確認とともに以下の鑑別を進めていく．

2-4-1. 再発性口腔内潰瘍の鑑別診断

　再発性口腔内潰瘍がみられるときには，表 2-7[1] に挙げた疾患について鑑別診断を行う．

2-4-2. 原因による口腔内潰瘍の特徴

　口腔内潰瘍には，原疾患によって表 2-8[1] のような特徴がある．

●表2-7　再発性口腔内潰瘍の鑑別診断

炎症性	炎症性腸疾患 セリアック病 Behcet 病 全身性エリテマトーデス 高 IgD 症候群 PFAPA A20 ハプロ不全症 サルコイドーシス
感染性	ウイルス感染症（例：単純ヘルペス，コクサッキー） 反応性関節炎
血液疾患	周期性好中球減少症
薬剤	アザチオプリン，メトトレキサート，サラゾスルファピリジン
その他	アフタ性口内炎

●表2-8　原因による口腔内潰瘍の特徴

全身性エリテマトーデス	痛みを伴わない浅い口腔潰瘍で，典型的には硬口蓋と軟口蓋の移行部に認める.
炎症性腸疾患	咽頭のどこにでも起こる有痛性のアフタ性潰瘍で，時に口唇炎を伴うこともある.
Behcet 病	舌，唇，歯肉，頬粘膜に起こる有痛性のアフタ性潰瘍または打ちぬき潰瘍
セリアック病	有痛性反復性アフタ性潰瘍
PFAPA	発熱エピソードに随伴する，孤立性有痛性アフタ性潰瘍で，典型的には頬粘膜に起こる
高 IgD 症候群	発熱エピソードに随伴する，孤立性有痛性アフタ性潰瘍で，典型的には頬粘膜に起こる
サルコイドーシス	無痛性で境界明瞭な茶赤色または紫色の病変（時に結節），紅斑性歯肉腫脹，口蓋粘膜下腫脹

2-5. リンパ節腫脹の鑑別診断

　リンパ節腫脹の原因は感染性が多くを占めるが，時に悪性腫瘍などを原因とすることもあり，鑑別は非常に重要である．急性発症か慢性発症か，全身性か局所性か，大きさ，単数か複数か，硬さ，疼痛，発熱を含めた随伴症状，歯科や耳鼻科疾患の有無，薬剤使用歴，ペットの飼育歴，アレルギー歴などから，表 2-9[1] に挙げた疾患の鑑別を進めていく．

●表2-9　リンパ節腫脹の鑑別診断

炎症性	全身性エリテマトーデス 全身型若年性特発性関節炎 川崎病 血球貪食性リンパ組織球症（原発性または二次性 HLH/MAS） 菊池 – 藤本病 Castleman 病 Rosai–Dorfman 病 遺伝性自己炎症性疾患 PFAPA 血清病 サルコイドーシス
感染性	ウイルス感染症（例：EBV, CMV, HIV） 細菌感染症（例：バルトネラ，結核） スピロヘータ / ダニ媒介性疾患（例：Lyme 病）
腫瘍性	リンパ腫，白血病 Langerhans 細胞組織球症 神経芽腫
その他	薬剤性

2-6. 結節性紅斑の鑑別診断

　結節性紅斑は皮下の脂肪織の炎症で，紅色もしくは紫色の結節として主に下肢に認める．疼痛が強い場合は歩行困難となることもあり，原因を特定し適切に対応することが求められる．各種感染性のほかに，薬剤に対する反応，悪性疾患，炎症性腸疾患，リウマチ性疾患と原因は多岐にわたるため，先行感染，薬剤投与歴と随伴症状を中心に，表 2-10[(1)] に挙げた疾患の鑑別を進めていく．

●表2-10　結節性紅斑の鑑別診断

感染性	ウイルス感染症（例：EBV，CMV，HIV） 細菌感染症（例：A群溶連菌，マイコプラズマ，バルトネラ，エルシニア，結核）
炎症性	炎症性腸疾患 全身性エリテマトーデス Behcet 病 全身性血管炎（例：結節性多発動脈炎，多発血管炎性肉芽腫症） サルコイドーシス
腫瘍性	リンパ腫，白血病 肝細胞癌 腎細胞癌
薬剤性	経口避妊薬 抗生物質（例：サルファ剤，ペニシリン，マクロライド）
その他	特発性

2-7. 再発性耳下腺炎の鑑別診断

　小児の耳下腺炎では感染性の頻度が高く，特にムンプスウイルスによる流行性耳下腺炎がまず鑑別に挙がる．ただ，再発を繰り返す場合は，先行感染，発熱，疼痛の有無などの随伴症

状，う歯の有無や唾液の分泌状態などから，表 2-11[(1)] に挙げた疾患の鑑別を進めていく．

●表2-11　再発性耳下腺炎の鑑別診断

感染性	ウイルス感染症： HIV（びまん性浸潤性リンパ球増加症候群），インフルエンザ B，おたふくかぜ，EBV，CMV，パルボウイルス，パラミクソウイルス，アデノウイルス 細菌感染症： 溶連菌，黄色ブドウ球菌，バルトネラ，ヘモフィルス，結核
炎症性	全身性エリテマトーデス Sjogren 症候群 IgG4 関連疾患
腫瘍性	耳下腺腫瘍 リンパ腫
その他	唾石症 小児反復性耳下腺炎 耳下腺気腫

2-8. 筋力低下の鑑別診断

　幼児・小児では易転倒，易疲労性などを主訴に来院する場合もあり，歩行障害など神経疾患が疑われることもある．筋力評価を適切に行うことが必要で，先行感染，急性発症か慢性発症か，発症時期，筋力低下している部位などから，表 2-12[(1)] に挙げた疾患の鑑別を進めていく．

2-9. 舞踏運動と異常運動の鑑別診断

　舞踏運動は体全体の非律動的な踊るような動きを特徴としている不随意運動の一種である．大脳基底核を中心とした錐体外

●表2-12　筋力低下の鑑別診断

炎症性	若年性皮膚筋炎
	若年性多発筋炎
	全身性エリテマトーデス
	混合性結合組織病
	若年性特発性関節炎
	全身性硬化症
	オーバーラップ筋炎
	封入体筋炎
	限局性筋炎
	眼窩筋炎
	肉芽腫性筋炎
	好酸球性筋炎
	炎症性腸疾患
	自己炎症性疾患（例：TNF 受容体関連周期性症候群，CANDLE 症候群，家族性地中海熱）
感染性	ウイルス感染症（例：エンテロウイルス，インフルエンザ，コクサッキーウイルス，エコーウイルス，パルボウイルス，B 型肝炎，HTLV）
	細菌／スピロヘータ（例：ブドウ球菌，連鎖球菌，Lyme 病）
	寄生虫（例：トキソプラズマ症，旋毛虫症）
遺伝性	筋ジストロフィー（例：Duchenne 型，Becker 型）
	先天性ミオパチー（例：脊髄性筋萎縮症）
代謝性	代謝疾患（例：ミトコンドリア病，糖原病）
その他	内分泌疾患（例：甲状腺関連ミオパチー）
	外傷
	毒素
	神経筋伝達障害（例：重症筋無力症）

路の障害が疑われるが，その原因は神経性以外にも，炎症性疾患，感染症，薬剤性など多岐にわたる．随伴症状の有無を確認しながら，表 2-13[(1)] に挙げた疾患の鑑別を進めていく．

●表2-13　舞踏運動と異常運動の鑑別診断

炎症性	自己免疫性脳炎 全身性エリテマトーデス 抗リン脂質抗体症候群 Behcet 病 橋本脳症 結節性多発動脈炎 Sjogren 症候群 セリアック病 サルコイドーシス
感染性	リウマチ熱 Lyme 病 マラリア 神経梅毒 結核 Creutzfeldt–Jacob 病
神経性	良性遺伝性舞踏病 ハンチントン病 特発性基底核石灰化症 毛細血管拡張性運動失調症 チック
腫瘍性	腫瘍随伴症候群 大脳基底核に病変を有する腫瘍
薬剤性	ドーパミン作動薬など
その他	ポルフィリン症 Wilson 病 肝不全

2-10. 脳卒中様症状の鑑別診断

　小児において脳卒中様症状を呈することは稀であるが，先天的な血管の構造異常を原因とした疾患だけでなく，血管炎によるもの，血管攣縮によるものやミトコンドリア病などが鑑別に挙がる．繰り返すと後遺症を残すリスクも高くなるため，適切な検査を行い，表2-14[(1)] に挙げた疾患の鑑別を進めていく．

●表2-14　脳卒中様症状の鑑別診断

炎症性	中枢神経系血管炎（原発性または二次性） 全身性血管炎（例：結節性多発性動脈炎） 全身性エリテマトーデス 抗リン脂質抗体症候群
構造的疾患	動脈解離 線維筋異形成症 モヤモヤ病
血液疾患	血栓塞栓症（例：血栓準備状態，動脈硬化症） ヘモグロビン異常症（例：鎌状赤血球症）
血管けいれん	可逆性血管収縮症候群 薬剤性（例：コカイン）
遺伝性	アデノシンデアミナーゼ 2 欠損症（DADA2） チャネロパチー 結合組織疾患（例：Ehlers–Danlos 症候群，Marfan 症候群） 神経線維腫症
代謝性	CADASIL（皮質下梗塞と白質脳症を伴う常染色体優性脳動脈症） MELAS（ミトコンドリア脳筋症・乳酸アシドーシス・脳卒中様発作症候群）

［執筆者：井上祐三朗］

文献

(1) The Hospital For Sick Children. A Resident's Guide to
    Pediatric Rheumatology 4th Revised Edition. 2019.

3. 全身型若年性特発性関節炎

- JIA は 16 歳未満に発症し，少なくとも 6 週間以上持続する原因不明の慢性関節炎と定義される.
- 7 つに分類される JIA のうち，全身型若年性特発性関節炎（systemic juvenile idiopathic arthritis：sJIA）は自然免疫の異常を背景とした慢性全身性炎症疾患であり，1 か所以上の関節炎と弛張熱を特徴とする.
- 全身症状が消失し関節炎のみが残った状態を「全身型発症多関節炎」と定義し，RF 陽性/陰性多関節炎とは区別する.

3-1. 分類基準

国際リウマチ学会（ILAR）による sJIA の分類基準を表 3-1[1] に示す.

- 病初期には関節症状を欠く例が存在し，診断基準を満たすための経過を待つことが治療導入の遅れを引き起こす可能性があるとし，米国・カナダの小児関節炎・リウマチ研究連合（Childhood Arthritis and Rheumatology Research Alliance：CARRA）は，6 週間を満たさずとも 1 か所以上の関節炎を認めた場合，治療導入を考慮することを推奨している[2].

3-2. 臨床症状

●表3-1　国際リウマチ学会（International League of Associations for Rheumatology：ILAR）によるsJIAの分類基準, 2001

> 1か所以上の関節炎と2週間以上持続する発熱を伴い，以下の兆候を1つ以上伴う関節炎
>
> 1. 暫時の紅斑
> 2. 全身のリンパ節腫脹
> 3. 肝腫大または脾腫大
> 4. 漿膜炎
>
> 除外項目：
> a. 患児や親・同胞での乾癬罹患や乾癬既往歴
> b. 6歳以降に発症したHLA-B26陽性の関節炎男児
> c. 強直性脊椎炎，付着部炎関連関節炎，炎症性腸疾患に伴う仙腸関節炎，Reiter症候群または急性前部ぶどう膜炎のいずれかに罹患しているか，親・同胞に罹患歴がある
> d. 3か月以上の期間をおいて少なくとも2回以上の免疫グロブリン(Ig) M-RF陽性

3-2-1. この症状があったら sJIA を疑おう

- 弛張熱または間欠熱（発症頻度98%）[3]
- 関節炎（88%）（発症早期には確認できないことがある）[3]
- リウマトイド疹（81%）（大きさ2〜5 mm，楕円形，紅斑を呈し，紫斑は呈さない）[3]
- リンパ節腫脹（39%）（前頚部，腋窩，鼠径部に多く認める．腫脹したリンパ節は通常硬く，可動性である）[3]
- 肝脾腫（頻度は高くない，脾腫大はほとんどみられない）

3-2-2. こんな病態にも注意しよう

- 心膜炎（心嚢液貯留や心膜肥厚を認める場合がある．発症に先行して認めることもあれば，経過中に認める場合もある．心筋炎は稀ではあるが報告例が存在し，冠動脈の異常も報告されている）
- 胸水（心膜炎に随伴して認める場合がある）

3-2-3. 鑑別診断に留意しながら診察しよう

1. 感染症（細菌感染症，ウイルス感染症，特殊な感染症（結核，猫ひっかき病，ツツガムシ病など））
2. 血液・腫瘍疾患（白血病，悪性リンパ腫など）
3. 血管炎症候群（川崎病，高安動脈炎，結節性多発動脈炎など）
4. 膠原病（全身性エリテマトーデス，若年性皮膚筋炎，混合性結合組織病など）
5. 感染症関連血球貪食症候群（infection-associated hemophagocytic syndrome：IAHS）
6. 炎症性腸疾患（Crohn 病，潰瘍性大腸炎など）
7. 自己炎症性疾患（家族性地中海熱，TNF 受容体関連周期熱症候群，クリオピリン関連周期熱症候群など）

3-3. 検査

　正確に診断する単一の検査方法は存在せず，血液検査，単純X線を用いて不明熱の鑑別を行いながら診断する．

　後述するマクロファージ活性化症候群（macrophage activation syndrome：MAS）の合併にも留意する．

3-3-1. まずはこの検査をオーダーしよう

(1) 血液検査

- 血算：白血球数，赤血球数，ヘモグロビン，ヘマトクリット，血小板数
- 炎症反応：CRP，赤沈，血清アミロイド A
- 生化学検査：Alb，AST，LDH，Cr，アミラーゼ，TG，フェリチン，MMP-3，
- 凝固線溶系：フィブリノゲン，FDP，D ダイマー

- 鑑別診断のために血清補体価，各種自己抗体，各種ウイルス抗体価，各種培養検査，免疫グロブリン

　＊ IL-6 および IL-18 を含めたサイトカインプロファイルは活動性評価に有用であり，顆粒球によって産生される蛋白質である S100A12 および炎症性メディエーター MRP8/14 は他疾患との鑑別に有用であると報告されている（保険適用外）[3]

(2) 尿検査

- 尿定性，尿沈渣，尿中β2 ミクログロブリン

(3) 画像検査

- 心臓超音波：心膜炎の評価を行うとともに，冠動脈も評価する．
- 単純 X 線（関節疼痛や腫脹を伴う部位）：関節裂隙の狭小化やびらん，成長障害，軟部組織の腫脹を認める場合がある
- 関節超音波：滑膜肥厚，滑膜内血流信号，滑液の有無を評価する
- 関節 MRI：発症早期の変化や超音波で確認しづらい関節の評価に有用である．　滑膜炎，骨髄浮腫，骨びらん，関節液貯留，腱周囲のにおける軟部組織の炎症の有無を評価する

3-3-2. 診断が確定したら追加で確認しよう

- 感染症：免疫抑制薬を使用するため，各種感染症のスクリーニング検査を行う．
- 眼科検査：ステロイド使用前の評価

3-3-3. 診断がはっきりしない場合は検討しよう

- 胸部腹部造影 CT：血管炎症候群との鑑別のために用いられ，血管炎症候群では血管の狭窄・拡張病変や動脈壁の肥厚が検出される

- ^{18}F-FDG-PET，ガリウムシンチグラフィー：深部膿瘍や腫瘍病変との鑑別において用いられる．sJIA では急性期には骨髄（脊椎，骨盤，長管骨など）や脾臓への集積が目立つことが多い
- 骨髄検査：悪性疾患の鑑別や MAS の合併が示唆される際に行われる

3-4. 合併症

3-4-1. マクロファージ活性化症候群（MAS）

- sJIA に合併する最も注意すべき，致死率の高い合併症であり，HLH に類似した病態である．
- 発症初期の活動性が高い期間に合併することが多い（20%）が，全経過中において留意が必要である [3]．
- IL-1 もしくは IL-6 阻害薬による治療中においても合併する可能性がある
- 臨床像は，発熱（稽留熱），肝脾腫，リンパ節腫脹，肝機能障害，脳症，紫斑，粘膜下出血により特徴付けられる．
- 重症例では，呼吸障害，腎障害，見当識障害，けいれん，ショックへと進行し，多臓器不全に至ることがある．
- 急速に進行する可能性があり，表 3-2 [4] の基準から MAS を疑った場合は，ベッドサイドでの細やかな観察とともに 1 日に複数回の血液検査評価が必須となる．
- 迅速な診断（表 3-2 [4]）および治療が求められる（⇒ 16-2）．

3-4-2. 慢性肺疾患

- 肺線維症，間質性肺疾患，肺動脈性肺高血圧症，肺胞蛋白症などの報告例が散見され，sJIA 発症時に MAS を呈していた例において多い可能性（29%）が示唆されている．

●表3-2　sJIAにおけるMASの診断基準

全身型 JIA と診断されている，または疑われる発熱を呈する症例において，下記の基準を満たす場合，MAS と診断する

1. 高フェリチン血症 (> 684 ng/mL)
2. 上記に加え，下記に検査項目のうち少なくとも 2 つ以上を満たすもの
   - 血小板減少（≤ 18.1 万／μL）
   - AST 上昇（> 48 U/L）
   - TG 上昇（>156 mg/dL）
   - 低フィブリノゲン血症（≤ 360 mg/dL）

3-4-3. アミロイドーシス

- 報告により発症率，その予後は様々であるが，発症から時間を経て認めることが多い.
- アミロイドーシスの治療には sJIA のコントロールが重要である.

3-5. 治療

- 治療アルゴリズムを参照 [5]
- 鑑別診断と並行しながら非ステロイド性抗炎症薬（non-steroidal anti inflammatory drug：NSAIDs）を使用してもよい.
- 診断が確定後，初期治療はメチルプレドニゾロンパルス療法 1〜3 クールで開始する.
- プレドニゾロン（prednisolone：PSL）0.7〜1 mg/kg/日（最大投与量 30〜40 mg/kg/日）で後療法を開始する.
- 全身症状の寛解が得られた後に，PSL を減量し，2 週間ごとに現投与量の 10%を目安に減量する.
- 治療抵抗例には，PSL 後療法とともにトシリズマブ（抗IL-6 受容体モノクローナル抗体）8 mg/kg/回，2 週ごと

（疾患活動性の抑制が困難な場合には，1 週ごとまで投与間隔を短縮させることが可能）の点滴静注の併用を考慮する．

- さらに，難治例においては，カナキヌマブ（ヒト型抗ヒト IL-1βモノクローナル抗体）4 mg/kg/回（1 回最高用量 300 mg），4 週ごとの皮下投与への生物学的製剤変更を検討する．
- 治療目標は疾患活動性を抑えながら，グルココルチコイド（プレドニゾロン）を最小許容量まで漸減または中止することである．

3-6. 予後

- 初期の股関節炎は，予後不良因子として関連が報告されている．
- 約 40%以上が初回治療により寛解が得られ，再発を認めない単周期型をたどり，少数例において，無治療期間を経て疾患活動性の再燃を繰り返す多周期型の経過をたどる．
- 既報の観察研究（2000 年，2002 年，2003 年，2005 年）において，寛解率は約 33%と報告された．
- 生物学的製剤導入後の寛解率や死亡率，機能予後については不明確であり，今後の報告が期待されている．

［執筆者：谷　諭美］

文献

(1) Petty RE et al. J Rheumatol. 2004; 31: 390–392.

(2) DeWitt EM et al. Arthritis Care Res. 2012; 64: 1001–1010.

(3) Petty RE et al. eds. Textbook of Pediatric Rheumatology 8th Edition. Elsevier, 2021: 205–216.

(4) Ravelli A et al. Arthritis Rheumatol. 2016; 68: 566–576.

(5) 日本リウマチ学会小児リウマチ調査検討小委員会. 若年性特発性関節炎初期診療の手引き 2015. メディカルレビュー社, 2015.

4. 関節型若年性特発性関節炎

- 若年性特発性関節炎（juvenile idiopathic arthritis：JIA）は，16歳未満で発症し，少なくとも6週間持続する原因不明の慢性関節炎で，他の原因による関節炎が除外されるものである．
- 国際リウマチ学会（International League of Associations for Rheumatology：ILAR）の分類では，JIAは7つの病型に分類される．本セクションでは，全身型・乾癬性関節炎・付着部炎関連型関節炎・未分類型関節炎の4つを除いた関節型JIA（少関節炎，リウマトイド因子陰性多関節炎，リウマトイド因子陽性多関節炎）について示す．

4-1. 分類基準

　ILARによるJIAの分類基準より本セクションに該当する分類を抜粋する（表4-1，文献[1]より一部改変）．分類基準は，研究のための均質な集団を特定するためのものであり，診断基準ではないが，実際には診断に用いられることが多い．

　JIAの定義：16歳未満で発症し，少なくとも6週間持続する原因不明の慢性関節炎で，他の原因による関節炎が除外されるものである．

　除外項目：

a. 患児や親・同胞での乾癬罹患や乾癬既往歴
b. 6歳以降に発症したHLA-B27陽性の関節炎男児
c. 強直脊椎炎，付着部炎関連関節炎，腸症性腸疾患に伴う仙腸関節，Reiter症候群または急性前部ぶどう膜炎のいず

●表4-1　関節型JIAの分類基準

分類	定義	除外項目
少関節炎	発症6か月以内の炎症関節が1～4か所に限局する関節炎	a, b, c, d, e
リウマトイド因子陰性多関節炎	発症6か月以内に5か所以上に関節炎が及び，リウマトイド因子が陰性	a, b, c, d, e
リウマトイド因子陽性多関節炎	発症6か月以内に5か所以上に関節炎が及び，リウマトイド因子が3か月以上の間隔で測定して2回以上陽性	a, b, c, e

JIAの定義：16歳未満で発症し，少なくとも6週間持続する原因不明の慢性関節炎で，他の原因による関節炎が除外されるものである.

除外項目：

a. 患児や親・同胞での乾癬罹患や乾癬既往歴

b. 6歳以降に発症したHLA-B27陽性の関節炎男児

c. 強直脊椎炎，付着部炎関連関節炎，炎症性腸疾患に伴う仙腸関節，Reiter症候群または急性前部ぶどう膜炎のいずれかに罹患しているか，親・同胞に罹患歴がある

d. 3か月以上の期間をおいて少なくとも2回以上のリウマトイド因子陽性

e. 全身型JIA

れかに罹患しているか，親・同胞に罹患歴がある

d. 3 か月以上の期間をおいて少なくとも 2 回以上の IgM-RF
陽性

e. 全身型 JIA

4-2. 臨床症状

4-2-1. この症状があったら関節型 JIA を疑おう

- 関節炎の所見（関節の腫脹，疼痛・圧痛，熱感，発赤，可動域制限）
- 少関節炎では下肢（膝，足首）の関節が罹患しやすい
- 多関節炎では大関節，小関節全体が罹患する
- （特に朝方の）関節のこわばり
- 関節変形，関節拘縮
- リウマトイド結節は本邦では少ないとされる（1%未満）[1]

4-2-2. こんな病態にも注意しよう

- ぶどう膜炎を合併することが多い．特に 6 歳以下で発症した抗核抗体陽性の少関節炎またはリウマチ因子陰性多関節炎の女児は合併リスクが高い[2].

4-2-3. 鑑別診断に留意しながら診察しよう

1. 感染症：化膿性，ウイルス性，反応性関節炎
2. 他のリウマチ性疾患：全身性エリテマトーデス，皮膚筋炎，混合性結合組織病，Sjogren 症候群，血管炎症候群，Behcet 病，慢性再発性多発骨髄炎など
3. 悪性疾患：白血病，悪性リンパ腫，骨肉腫など
4. 血液疾患：血友病など
5. 炎症性腸疾患：潰瘍性大腸炎，Crohn 病

6. 整形外科的疾患・骨系統疾患：ムコ多糖症，単純性股関
   節炎，骨端症
7. 精神・神経疾患：神経障害性疼痛，心因性疼痛，線維筋
   痛症など

4-3. 検査

　正確に診断する単一の検査方法は存在しない．血液検査，単
純 X 線，関節超音波検査，造影 MRI 検査などを用いて鑑別を
進めながら診断する．

4-3-1. まずはこの検査をオーダーしよう

- 血算，血液像
- 生化学検査：MMP-3
- 凝固線溶系：FDP，D ダイマー
- 炎症反応：CRP，赤沈，血清アミロイド A，免疫グロブリ
  ン，補体（CH50, C3, C4）
- 免疫系：抗核抗体，リウマトイド因子，抗シトルリン化ペ
  プチド抗体（抗 CCP 抗体）
- 鑑別：CK，アルドラーゼ，抗 dsDNA 抗体，抗 U1-RNP
  抗体，抗 SS-A/Ro 抗体，抗 SS-B/La 抗体
- 画像検査

  - X 線：関節裂隙の評価，骨びらんの有無，脱臼・亜脱臼，
    変形など
    　手関節では炎症のある関節で手根骨の成長促進が認め
    られることもある
    　ただし，骨びらんや関節裂隙の狭小化をきたさない病
    初期には異常所見を認めないため早期診断には有用では
    ない
  - 超音波：滑膜血流増加の有無，滑膜肥厚の有無，関節液

　　貯留の評価，骨びらんなど

　　　骨変化をきたす前にも血流増加の検出が可能で病初期から有用であり，小関節の評価にも優れている．

- – 造影 MRI：滑膜炎，関節液評価，骨髄浮腫，関節周囲の骨軟部組織の評価

- 可能であれば関節穿刺による関節液検査（培養，鏡検など）

4-3-2. 診断が確定したら追加で確認しよう

- 眼科検査：ぶどう膜炎の合併を評価する．
- 治療前の感染症スクリーニング：B 型肝炎，C 型肝炎，サイトメガロウイルス感染症，EB ウイルス感染症，結核，麻疹，水痘など

4-3-3. 診断がはっきりしない場合は検討しよう

- 骨髄検査：白血病の除外

4-4. 合併症

4-4-1. ぶどう膜炎

- JIA の 10〜20％に合併すると言われる [3]（本邦の全国調査では 2〜3％とされる）．
- 抗核抗体陽性例でそのリスクは高くなる．
- JIA 合併のぶどう膜炎は，充血や眼痛などの自覚症状が乏しいことが多い．
- 関節炎の活動性と連動しない（関節炎が落ち着いていてもぶどう膜炎を起こす）ため，自覚症状がなくても眼科診察が必要である．

4-5. 治療

- 治療アルゴリズムを参照 [1]
- 非ステロイド性抗炎症薬（non-steroidal anti inflammatory drug：NSAIDs）を使用しながら鑑別を進めてもよい．小児に適応がある薬剤はイブプロフェンとナプロキセンである．2 週間程度使用し，炎症の鎮静が得られないものは NSAIDs 不応と判断する．
- 関節型 JIA の国際的標準治療薬はメトトレキサート（methotrexate：MTX）である．特に，ハイリスク群（表 4-2[1]）ではできるだけ早く MTX を開始する（表 4-3）．

●表4-2　関節型JIAのハイリスク群

ハイリスク群（以下のうち１つ以上を認める場合）
・抗 CCP 抗体陽性，または，リウマトイド因子陽性
・手関節炎または足関節炎に炎症マーカー高値（CRP, 赤沈が正常上限の２倍以上）を伴う
・頚椎または股関節病変がある
・画像検査で骨破壊や骨髄浮腫を認める

- MTX は効果が出るまでに時間がかかる薬剤のため，初期導入としてステロイド投与を検討してもよい．ステロイドの投与方法には全身投与と関節内注射があるが，本邦小児では全身投与を行うことが多い．ステロイドは副作用が強い薬剤であり，MTX の効果発現がみられれば速やかに漸減し中止を目標とする．
- MTX 不応，あるいは，ステロイドの漸減離脱が不可能な症例では，生物学的製剤の導入を検討する．本邦で関節型 JIA に対して保険適用のある生物学的製剤は，エタネルセ

プト, アダリムマブ, トシリズマブ, アバタセプトの4剤
である (⇒第16章).

●表4-3　関節型JIAの治療薬

薬剤	投与量
イブプロフェン	30~40 mg/kg/ 日（最大 2400 mg/ 日）
ナプロキセン	10~20 mg/kg/ 日（最大 1000 mg/ 日）
メトトレキサート	開始時用量は体格に応じて少量から開始し（参考：関節リウマチの診療ガイドラインでは，原則 6~8 mg/ 週の開始を推奨），副作用や治療効果を確認しつつ増量を検討する．高用量 10 mg/m^2/ 週程度（最大 16 mg/ 週）
プレドニゾロン	0.1~0.2 mg/kg/ 日（最大 15 mg/ 日程度）
エタネルセプト	1 回 0.2~0.4 mg/kg（最大 25 mg/ 回）を週 2 回皮下注射
アダリムマブ	体重 15 kg 以上 30 kg 未満：アダリムマブ 20 mg/2 週 皮下注射，体重 30 kg 以上：アダリムマブ 40 mg/2 週 皮下注射
トシリズマブ	1 回 8 mg/kg を 4 週間隔で点滴静注
アバタセプト	10 mg/kg を初回，2 週，4 週，以降 4 週間隔で点滴静注

- 治療反応性の判定は JADAS-27 （Juvenile Arthritis Disease Activity Score-27）, DAS28 （Disease Activity Score 28 joints）, SDAI （Simplified Disease Activity Index）, CDAI （Clinical Disease Activity Index）を用いる. 身体的, 社会的, 精神的機能評価としては小児用日常生活評価表 （Childhood Health Assessment Questionnaire：CHAQ）を用いる.

4-6. 予後

- 本邦での報告によれば, JIA の病型別累積無治療寛解率は, 少関節型 JIA で 5 年累積寛解率 44.4%, リウマトイド因子陰性多関節炎型 JIA で 5 年累積寛解率 37.4%と治療終了を達成できる割合が高いが, リウマトイド因子陽性多関節炎型 JIA では 5 年累積寛解率 10.4%と達成しにくい[2].
- 海外の報告でも 10 年で 40〜50%が無治療寛解を達成し, 少関節型が最も寛解を達成しやすく, リウマトイド因子陽性多関節型は寛解達成率が最も低いと報告されている[4].

［執筆者：小椋雅夫］

文献

(1) 日本リウマチ学会小児リウマチ調査検討小委員会. 若年性特発性関節炎初期診療の手引き 2015. メディカルレビュー社, 2015.
(2) 伊藤秀一, 森　雅亮監・日本小児リウマチ学会編. 小児リウマチ学. 朝倉書店, 2020.
(3) Sen ES et al. Best Pract Res Clin Rheumatol. 2017; 31: 517–534.
(4) Shoop-Worral SJW et al. Semin Arthritis Rheum. 2017; 47: 331–337.

5. 若年発症の脊椎関節炎

- 脊椎関節炎（spondyloarthritis：SpA）は，主に体軸関節（脊椎の関節や仙腸関節など），末梢関節（膝，股，足，指趾など），付着部（腱・靭帯・関節包などが骨に付着する部位）に炎症を生じる疾患のグループ名である．
- 眼や皮膚や内臓に，関節外症状を認めることがある．
- SpA には，強直性脊椎炎（ankylosing spondylitis：AS），乾癬性関節炎（psoriatic arthritis：PsA），反応性関節炎（reactive arthritis：ReA），ぶどう膜炎関連関節炎（uveitis associated arthritis），炎症性腸疾患に伴う脊椎関節炎（SpA associated inflammatory bowel disease：SpA associated IBD），分類不能脊椎関節炎（undifferentiated spondyloarthritis：uSpA）が含まれる．
- SpA に相当する病態が若年発症した場合に若年発症の脊椎関節炎（juvenile-onset spondyloarthritis：jSpA）と呼ばれる．成人の SpA 症例に認められる特徴的な所見（例：脊椎の強直，仙腸関節の破壊，典型的な乾癬など）が，jSpA では揃わないことが稀ではない．
- International League of Associations for Rheumatology（ILAR）の若年性特発性関節炎（juvenile idiopathic arthritis：JIA）の分類基準では，反応性関節炎と腸炎関連関節炎は定義上除外されている．その他の jSpA 症例の多くが，付着部炎関連関節炎（enthesitis-ralated arthritis：ERA）・乾癬性関節炎（PsA）・未分類関節炎（undifferentiated arthritis）に分類される（表 5-1[(1)]）．

5-1. 分類基準

5-1-1. ILAR による JIA 分類基準（表 5-1[(1)]）

　JIA の定義：16 歳未満で発症し，6 週間以上持続する原因不明の関節炎で，ほかの病因によるものを除外したもの.

5-1-2. 小児乾癬性関節炎（juvenile psoriatic arthritis：JPsA）のバンクーバー分類

- 関節炎および乾癬
- 関節炎および以下の少なくとも 2 項目
    - 指趾炎，爪の点状凹窩，乾癬の家族歴（二親等以内），乾癬様皮疹

5-2. 臨床症状

5-2-1. この症状があったら脊椎関節炎を疑おう

- 付着部炎（アキレス腱炎，足底筋膜炎，膝関節周囲炎，股関節周囲，腸骨後上腸骨棘付着部炎など）を伴う関節炎（滑膜炎）
- 遠位指節間（DIP）関節炎を伴う関節炎
- 易疲労感を伴う慢性関節炎

5-2-2. こんな症状にも注意しよう

- 爪の変形（点状陥凹，横線など）
- 指趾炎（ソーセージ指）
- 朝のこわばり
- 乾癬：小児例の約半数は関節炎が皮膚症状より先行する.皮膚症状を認める場合でも成人例と比較し軽度の所見に

●表5-1　ILARによる若年性特発性関節炎分類基準の付着部炎関連関節炎・乾癬性関節炎の定義

分類	定義	除外項目
付着部炎関連関節炎	以下のいずれか 1) 関節炎と付着部炎 2) 関節炎または付着部炎を認め，少なくとも以下の2項目以上を伴う例 　(A) 現在または過去の仙腸関節痛または炎症性腰痛 　(B) HLA-B27陽性 　(C) 6歳以上発症の男児 　(D) 急性（症候性）前部ぶどう膜炎 　(E) 親・同胞に右記の罹患：強直性脊椎炎，付着部炎関連関節炎，炎症性腸疾患関連関節炎，反応性関節炎（Reiter症候群），急性前部ぶどう膜炎	B, C, D, E
乾癬性関節炎	以下のいずれか 1) 乾癬を伴った関節炎 2) 以下の2項目以上を伴う例 　(A) 指趾炎 　(B) 爪の変形 　(C) 親・同胞に乾癬	A, D, E
未分類関節炎	全身型，少関節型，リウマトイド因子陰性多関節炎，リウマトイド因子陽性多関節炎および上記の分類基準を満たさないか，または複数の基準を重複して満たすもの	

除外項目：
A：患児あるいは親・同胞の乾癬罹患または既往
B：6歳以上発症のHLA-B27陽性男児
C：患児あるいは親・同胞に右記の罹患：強直性脊椎炎，付着部炎関連関節炎，炎症性腸疾患関連関節炎，反応性関節炎（Reiter症候群），急性前部ぶどう膜炎
D：3か月間以上あけて2回以上のリウマトイド因子陽性
E：全身型

とどまることが多い. 乾癬の家族歴は有力な手がかりと
なる.

- 先行感染症（溶連菌感染症，尿路感染症など）
- 消化器症状（下痢，血便）
- 不定愁訴（登校困難，易疲労感）

5-3. 検査

血液検査（貧血，炎症反応，抗核抗体，リウマトイド因子，
MMP-3），単純 X 線写真，関節超音波，MRI，眼科検査

5-3-1. まずはこの検査をオーダーしよう

(1) 血液検査

- 炎症反応：炎症反応を認めない あるいは軽度の炎症反応
  にとどまる症例が多いが，付着部炎関連関節炎の一部には
  全身型 JIA を疑うような高い炎症反応を示す症例もいる
- 抗核抗体：陽性例は眼合併症のリスクが高い
- リウマトイド因子：ILAR の定義では除外項目になるが一
  部陽性例が存在する

(2) 画像検査

- 関節超音波：滑膜炎，腱炎（アキレス腱付着部など），関
  節周囲炎
- 関節 MRI：早期の仙腸関節炎，滑膜炎
- 単純 X 線写真：骨びらん，骨新生，骨棘

5-3-2. 診断が確定したら追加で確認しよう

- 眼科検査：ぶどう膜炎の合併の有無を評価する

5-3-3. 必要に応じて検討しよう

- HLA 検査（保険未収載）：HLA-B27 はリスク因子とされる.

5-4. 鑑別疾患

　診断の決め手になる検査異常はなく，類似の症状を呈する様々な疾患が存在するため，鑑別診断は重要である.

- JIA（他の発症型）
- 他のリウマチ性疾患
- 非炎症性筋骨格痛（過伸展症候群など）
- 若年性線維筋痛症
- 悪性疾患（骨肉腫，悪性リンパ腫，白血病など）
- 感染性関節炎（感染性関節炎，感染性骨髄炎，Lyme 病）
- 自己炎症疾患

5-5. 治療

- 関節型 JIA に準じた治療が行われる.
- 非ステロイド性抗炎症薬（non-steroidal anti-inflammatory drugs：NSAIDs）
- メトトレキサート（methotrexate：MTX）
- ステロイドの全身投与（ERA の炎症反応例）
- サラゾスルファピリジン（salazosulfapyridine：SASP）（保険適用外）
- TNF 阻害薬（アダリムマブ（adalimumab：ADA））
  - 4 歳以上の多関節に活動性を有する若年性特発性関節炎
- IL-17 阻害薬（セクキヌマブ（secukinumab：SEC））

– 6 歳以上の関節症性乾癬（既存の全身療法で十分な効果
が得られない，難治性の関節症状を有する患者）

- 成人例では以下の薬剤の適応を有する病態がある．

  – TNF 阻害薬

    ・アダリムマブ（ADA）AS，PsA
    ・インフリキシマブ（infliximab：IFX）AS，PsA
    ・セルトリズマブペゴル（certolizumab pegol：CZP）
    PsA

  – IL-17 阻害薬

    ・セクキヌマブ（secukinumab：SEC）PsA，AS
    ・イキセキズマブ（ixekizumab：IXE）PsA，AS
    ・ブロダルマブ（brodalumab：BRD）PsA

  – IL-12/23 阻害薬

    ・ウステキヌマブ（ustekinumab：UTK）PsA

  – IL-23 阻害薬

    ・リサンキズマブ（risankizumab：RSK）PsA
    ・グセルクマブ（guselkumab：GLK）PsA

  – JAK 阻害薬

    ・ウパダシチニブ（upadacitinib）PsA

5-6. 予後

- 生物学的製剤が導入された近年，多くの症例で臨床的寛解
が達成されており，関節予後は良好である．
- 無治療寛解の達成例も経験するが，運動負荷により再燃す
ることも稀ではない．
- 一方で，易疲労感などの関節外症状は遷延する傾向があ
り，患者の治療満足度の低下につながっている．

［執筆者：山口賢一］

文献

(1) Petty RE et al. J Rheumatol. 2004; 31: 390–392.

参考文献

(2) 伊藤秀一，森　雅亮監・日本小児リウマチ学会編．小児リウマチ学．朝倉書店，2020.

(3) 日本脊椎関節炎学会編．脊椎関節炎診療の手引き 2020．診断と治療社，2020.

(4) Li S et al. eds. Pediatric Rheumatology. Elsevier, 2018: 675–690.

6. 全身性エリテマトーデス

6A. 全身性エリテマトーデス

　全身性エリテマトーデス（systemic lupus erythematosus：SLE）は自己免疫異常を背景とし，免疫複合体の組織沈着により多彩な臓器障害をきたす全身性炎症性疾患である．小児では成人と比べて急性で重篤な経過をとることが多く，重症のループス腎炎を呈することも多い．

6A-1. 分類基準

　SLE は病態，臨床像が非常に多様であり，診断に対するゴールドスタンダードのない疾患である．したがって臨床症状から SLE が疑われる場合には，下記の分類基準を参考に病名診断を行う．

6A-1-1. 小児 SLE 診断の手引き

　経過観察中，経時的にあるいは同時に，表 6-1[(1)] の 12 項目のうちいずれかの 4 項目，あるいはそれ以上が存在するとき，小児 SLE の可能性が高い．

6A-1-2. SLICC 分類基準（2012）

　表 6-2[(2)] の臨床 11 項目と免疫 6 項目からそれぞれ 1 項目以上，合計 4 項目で SLE と分類する．項目が同時に出現する必要はない．また，腎生検で SLE に合致した腎症があり，抗核抗体か抗 dsDNA 抗体が陽性であれば SLE と分類する．

●表6-1　小児SLE診断の手引き

1	頬部紅斑：鼻唇溝を避けた頬骨隆起部の平坦あるいは隆起性の固定した紅斑.
2	円板状紅斑：付着する角化性落屑および毛嚢栓塞を伴う隆起性紅斑で，陳旧性では萎縮性瘢痕形成がみられることがある.
3	光線過敏症：日光に対する異常な反応の結果生じた皮疹が患者の病歴あるいは医師の観察により確認されたもの.
4	口腔潰瘍：口腔もしくは鼻咽腔潰瘍が医師により確認されたもの．通常は無痛性.
5	関節炎：圧痛，腫脹あるいは関節液貯留により特徴づけられる 2 か所あるいはそれ以上の末梢関節を侵す非びらん性関節炎.
6	漿膜炎（a か b） a) 胸膜炎：胸膜炎によると考えられる疼痛，医師による摩擦音の聴取あるいは胸水. b) 心膜炎：心電図，摩擦音，あるいは心嚢液貯留により確認されたもの.
7	神経障害（a~f のいずれか） a) 痙攣：有害な薬物もしくは既知の代謝異常（例えば尿毒症，ケトアシドーシスあるいは電解質不均衡など）が存在しないこと. b) 精神障害：有害な薬物もしくは既知の代謝異常，例えば尿毒症，ケトアシドーシスあるいは電解質不均衡などが存在しないこと. c) 器質脳症候群（organic brain syndrome）：失見当識，記憶障害など d) 脳神経障害 e) 頭痛 f) 脳血管障害 注）いずれも SLE 以外の原因を十分に鑑別すること
8	腎障害（a か b） a) 蛋白尿：0.5 g/ 日以上，あるいは定量試験を行わなかった場合は 3+ 以上の持続性蛋白尿 b) 細胞性円柱：赤血球，ヘモグロビン，顆粒，尿細管性円柱，あるいはそれらの混在

9	血液学的異常（a~d のいずれか） a) 溶血性貧血：網状赤血球増加を伴うもの b) 白血球減少症：2 回以上の測定時に 4000/ μL 未満であること. c) リンパ球減少症：2 回以上の測定時に 1500/ μL 未満であること. d) 血小板減少症：有害な薬物の投与なしに 10 万 / μL 未満であること.

10	免疫学的異常（a~c のいずれか）
	a) 抗 dsDNA 抗体（native DNA に対する抗体）の異常高値
	b) 抗 Sm 抗体（Sm 核抗原に対する抗体）の存在
	c) 抗リン脂質抗体陽性
	  1) IgG または IgM 抗カルジオリピン抗体陽性
	  2) 標準的検査方法を用いたループスアンチコアグラント陽性
	  3) 血清梅毒反応の生物学的偽陽性. 少なくとも 6 か月間陽性で，梅毒トレポネーマ運動抑制試験（TPI）あるいは梅毒トレポネーマ蛍光抗体吸収試験（FTA-ABS）により確認されたもの.

11	抗核抗体陽性：免疫蛍光抗体法あるいはそれと等価の方法で，異常高値を示す抗核抗体を検出すること. 経過中のどの時点でもよい. 薬剤誘発性ループス症候群と関連することが知られる薬剤投与のないこと.
12	血清補体価の低下：CH50 または C3 のいずれかの低下

●表6-2　SLICC分類基準

臨床11項目	
1	急性皮膚ループス：頬部紅斑，中毒性表皮壊死，斑点状丘疹，光線過敏のいずれか
2	慢性皮膚ループス：古典的円板状ループス，増殖性（疣贅性）ループス，深在性ループス，粘膜ループス，腫瘍性紅斑性ループス，凍瘡様ループス，円板状ループス/扁平苔癬重複のいずれか
3	口腔内潰瘍
4	非瘢痕性脱毛
5	2か所以上の滑膜炎
6	漿膜炎：胸膜炎または心膜炎
7	腎病変：蛋白尿 0.5 g/日以上または赤血球円柱
8	神経症状：痙攣発作，精神病，多発性単神経炎，脊髄炎，末梢・中枢神経障害，急性錯乱状態のいずれか
9	溶血性貧血
10	白血球減少（<4000/μL），もしくはリンパ球減少（<1000/μL）
11	血小板減少（<10万/μL）
免疫6項目	
1	抗核抗体陽性
2	抗 dsDNA 抗体陽性
3	抗 Sm 抗体陽性
4	抗リン脂質抗体陽性：ループスアンチコアグラント，梅毒反応，抗カルジオリピン抗体，抗β2GPI抗体のいずれか
5	低補体：C3, C4, CH50
6	直接 Coombs テスト陽性：溶血性貧血がない場合

6A-1-3. 2019 ACR/EULAR 分類基準

　少なくとも 1 回の, 80 倍以上の抗核抗体陽性（HEp-2 を用いるか, 同等の検査における）が必須となる（表 6-3[(3)]）. さらに 7 つの臨床項目（全身症状, 血液, 神経精神, 皮膚粘膜, 漿膜, 筋骨格, 腎臓）と 3 つの免疫項目（抗リン脂質抗体, 補体, SLE 自己抗体）のうち臨床項目 1 つ以上を含み, 2〜10 点で重みづけされた点数の合計が 10 点以上の場合に SLE と分類する. 症状は一度でも出現すれば含め, 同時に出現する必要はない. 症状が SLE 以外で説明される場合は加点しない. 複数の所見が含まれている項目では高い方の点を合計する.

6A-2. 臨床症状

6A-2-1. この症状があったら SLE を疑おう

- SLE の初発症状として多いのは, 発熱, 蝶形紅斑を代表とする皮膚症状, 関節症状である. そのほか, 胸痛をきたす心膜炎や胸膜炎, 口腔内潰瘍, 光線過敏, 様々な神経精神症状にも注意が必要である.

（1）皮膚症状

- 急性皮膚ループス（蝶形紅斑, 頬部紅斑, 中毒性表皮壊死, 全身性斑状丘疹状皮疹, 光線過敏）
- 亜急性皮膚ループス（輪状または丘疹状/乾癬状皮疹）
- 慢性皮膚ループス（円板状ループス：萎縮性瘢痕, 色素脱失, 濾胞性過角化の二次変化を伴う紅斑性皮膚病変, 増殖性（疣贅性）ループス, 深在性ループス, 粘膜ループス, 腫瘍性紅斑性ループス, 凍瘡様ループス, 円板状ループス/扁平苔癬重複）

●表6-3　2019 ACR/EULAR分類基準

臨床項目	
全身症状	38.3℃を超える発熱（2点）
血液所見	4000/μL未満の白血球減少症（3点） 10万/μL未満の血小板減少症（4点） 自己免疫性溶血（4点）
精神神経	せん妄（2点） 精神障害（3点） けいれん（5点）
皮膚粘膜	非瘢痕性脱毛（2点） 口腔内潰瘍（2点） 亜急性皮膚ループスや円板状ループス（4点） 急性皮膚ループス（蝶形紅斑や斑状丘疹状皮疹）（6点）
漿膜	胸水または心嚢液（5点） 急性心外膜炎（6点）
筋骨格	関節症状（6点）
腎臓	0.5 g/日以上の尿蛋白（4点） クラスⅡまたはⅤのループス腎炎（8点） クラスⅢまたはⅣのループス腎炎（10点）
免疫項目	
抗リン脂質抗体	抗カルジオリピン抗体、または、抗β2GPI抗体，または，ループスアンチコアグラントが陽性（2点）
補体	C3あるいはC4どちらかの低下（3点） C3とC4両方の低下（4点）
自己抗体	抗dsDNA抗体、または、抗Sm抗体が陽性（6点）

(2) 口腔内潰瘍

- 硬口蓋にみられる無痛性潰瘍，頬粘膜や硬口蓋などに生じる円板状ループス型皮疹．

(3) 関節症状

- 圧痛，腫脹あるいは関節液貯留により特徴づけられる2か所あるいはそれ以上の末梢関節を侵す．朝のこわばりを伴い，左右対称．腱に炎症がおよび指全体が腫脹．JIAとは異なり，非びらん性の関節炎を呈する．Jaccoud様関節炎（靭帯や腱の傷害によるスワンネック様の変形が進行）を呈することもある．

(4) 急性心外膜炎

- 胸痛（通常鋭い，吸気で悪化，前傾で改善），心膜摩擦音，新しい広範囲ST上昇またはPR低下を伴う心電図，画像検査（超音波，CT，MRIなど）での心嚢液貯留．

(5) 胸膜炎

- 胸痛，胸膜摩擦音，画像検査での胸水貯留．

(6) 精神神経ループス（NP-SLE）

- 中枢神経系（神経症状/精神症状）と末梢神経系に分類される（表6-4）．NP-SLEを疑った場合には感染症や出血，梗塞などの器質的疾患との鑑別を行い，強力な治療介入が必要である．

6A-2-2. こんな症状にも注意しよう

　分類基準には含まれていないが，一部の症例では消化器症状（腹痛，嘔吐，下痢，血便など）を認めることがある（ループス腸炎）．また，ループス腸炎では膀胱炎や尿管炎による水腎症など尿路系の異常を合併することがある．

●表6-4　NP-SLEの分類

中枢神経系		末梢神経系
神経症状	精神症状	
無菌性髄膜炎	急性錯乱状態	急性炎症性脱髄性多発根神経炎（Guillain–Barré症候群）
脳血管障害	不安障害	自律神経障害
脱髄症候群	認知障害	単神経炎，多発単神経炎
頭痛	気分障害	重症筋無力症
運動異常症（舞踏病など）	精神病（統合失調症様）	脳神経障害
脊髄症	—	神経叢障害
けいれん性疾患	—	多発神経炎

6A-3. 検査

6A-3-1. まずはこの検査をオーダーしよう

　SLE を疑った場合，血液検査として，血算，炎症反応，凝固，一般生化学検査のほか，免疫グロブリン値，補体価，抗核抗体，さらに尿検査を行う．

(1) 血液検査

- 血算：白血球数，赤血球数，ヘモグロビン，ヘマトクリット，血小板数，血液像（破砕赤血球の確認も）
- 炎症反応：CRP（漿膜炎や関節炎を認める時には上昇），赤沈，血清アミロイド A（SAA）
- 凝固線溶系：PT，APTT，フィブリノゲン，FDP，D ダイマー
- 生化学検査：肝機能，腎機能，電解質，蛋白，アルブミン，ビリルビン，アミラーゼ，コレステロール，トリグリセリドなど

- 免疫グロブリン（IgG, IgA, IgM）
- 補体価（C3, C4, CH50）

(2) 尿検査

- 尿定性, 沈渣, 尿生化学検査
- 尿蛋白異常：>0.5 g/日, または, 同等のスポット尿蛋白/尿クレアチニン比を呈する蛋白尿. 定量試験を行わなかった場合は 3+以上の持続性蛋白尿
- 細胞性円柱：赤血球, ヘモグロビン, 顆粒, 尿細管性円柱, あるいはそれらの混在
- 尿細管障害の評価：尿中 $\beta2$ ミクログロブリン（血中 IFN-γ 増加も反映）, 尿中 NAG

6A-3-2. 診断が確定したら追加で確認しよう

　SLE が強く疑われた場合, 追加して, 血液検査（自己抗体, 甲状腺機能, 感染症スクリーニング検査）, 画像検査, 生理検査, 腎生検を含めた全身的な評価が必要となる.

(1) 血液検査

- 自己抗体：抗 DNA 抗体, 抗 ssDNA 抗体, 抗 dsDNA 抗体, 抗 Sm 抗体, 抗リン脂質抗体（抗カルジオリピン抗体, 抗$\beta2$GPI 抗体, 抗 PS/PT 抗体, ループスアンチコグラント）, RF など. そのほか抗核抗体の免疫蛍光抗体法での染色パターンをみて, 必要に応じ追加（例：斑紋状ならば, 抗 SS-A 抗体, 抗 SS-B 抗体, 抗 RNP 抗体などを追加する.）自己免疫性肝炎の合併が疑われる場合には抗平滑筋抗体など
- 甲状腺機能, 抗甲状腺抗体
- Coombs テスト（貧血がある場合）
- 感染症：免疫抑制薬を使用するため各種感染症のスクリーニング検査.

(2) 画像検査・生理機能検査・その他

- 中枢神経病変の評価：頭部 MRI/MRA 検査，脳 SPECT 検査，脳波検査，髄液検査（IL-6, IgG インデックス，IgG オリゴクローナルバンド，自己抗体：抗リボゾーマル P 抗体，抗 NMDAR 抗体など）．髄液の異常は 40〜50%にみられるが特異的ではなく，感染症の否定（細菌，結核，単純ヘルペス・JC ウイルスなど）が重要となる．
- 呼吸器の評価：胸部レントゲン，CT 検査，呼吸機能検査，血液検査での KL-6 値
- 循環器の評価：胸部レントゲン，心電図，心臓超音波検査
- 頚部〜骨盤 CT，腹部エコー：リンパ節腫脹の評価，腸管の評価，尿路系の評価
- 関節炎・筋炎の評価：関節超音波検査，MRI 検査
- 骨評価：骨密度検査（DXA 法）：ステロイド薬を使用するための骨粗鬆症に対する治療前のスクリーニング検査，骨年齢，骨代謝マーカー，大腿骨頭部 MRI など
- 眼科的評価：コルチコステロイドおよびヒドロキシクロロキン開始前の評価
- 耳鼻科的評価：SLE では蝸牛・前庭神経障害を一部で認めるため，聞こえの悪い場合，めまいのある場合には評価が必要である．
- 皮膚科的検査：皮膚症状や脱毛など，皮膚科専門医による診察，評価が必要である．
- 末梢循環評価：Raynaud 症状を認める場合などにおける評価

(3) 腎生検

ループス腎炎（表 6-5[4]）は小児では成人と比較して頻度が高く，かつ重症例も多い．また，尿所見が陰性のサイレントループス腎炎の症例も存在するため評価が必須である．

●表6-5　ループス腎炎の組織分類（ISN/RPS 2003）

	光顕		その他
I 型 微小メサンギウムループス腎炎	正常		光顕，蛍光，電顕のいずれも異常のないものを除外 蛍光でメサンギウム領域に免疫複合体あり
II 型 メサンギウム増殖性	メサンギウム細胞増殖		病変がメサンギウムに限局
III 型 巣状ループス腎炎	管内増殖性 管外性 半月体・癒着硬化	糸球体の < 50%	病変部の活動性を A（活動性）， C（慢性） に分類
IV 型 びまん性ループス腎炎		糸球体の ≧ 50%	
V 型 膜性ループス腎炎	上皮下に免疫複合体		III 型，IV 型と複合あり
VI 型 硬化性ループス腎炎	90% 以上で全節性硬化		―

6A-4. 合併症

6A-4-1. 抗リン脂質抗体症候群（APS）

　抗カルジオリピン抗体，もしくはループスアンチコグラント
のいずれか，あるいは両方が陽性で，動静脈血栓症，習慣性流
産，血小板減少症を呈する．中型以上の血管に血栓を形成する
ことが多いが，一部の症例は細小血管に広範に血栓形成を認
め，脳，心，肺，腎，消化管などの多臓器不全が出現する劇症
型（CAPS）として発症することもある．SLE では，APS の
合併は 30〜40％に認めるが，そのうちの約 1％が CAPS を呈す
る．CAPS の致死率は約 50％と高率であり，予後の改善のため
には発症 8 時間以内が目標とされる早期診断と早期治療介入が
必須となる．動脈血栓症に対してはアスピリン，静脈血栓症に
対してはワルファリン（INR 2.0〜3.0，D ダイマー値正常範囲
を目標とする）を投与する．CAPS に対しては，抗凝固療法，
ステロイド治療のほか，PE，IVIG の併用が有効である．また
リツキシマブ（RTX）やエクリズマブの有効性が報告されてい
る（⇒ 16-4）．

6A-4-2. Sjogren 症候群

　SLE では高率（25.1％）に Sjogren 症候群の合併を認める．抗
SS-A 抗体，抗 SS-B 抗体陽性の場合には，小唾液腺生検，MR
シアログラフィー，唾液腺シンチ，Schirmer テスト，Saxon テ
ストなどを追加する（⇒第 12 章）．

6A-4-3. 血栓性微小血管障害（TMA）

　SLE の約 1％に合併する．補体関連因子に対する自己抗体
による非典型 HUS と a disintegrin-like and metalloproteinase
with thrombospondin type 1 motifs 13（ADAMTS13）インヒ

ビターによる血栓性血小板減少性紫斑病（TTP）がある．治療
は，超高分子量VWF重合体（unusually large VWF multimer）
および活性化した補体の除去，補体制御因子の補充を目的とし
た血漿交換（PE）が基本となる．さらにmPSLパルス療法，
IVCYを中心とする免疫抑制薬による免疫抑制療法が併用され
る．またRTXの有効性が報告されている．

6A-4-4. マクロファージ活性化症候群（MAS）

　SLEの0.9～4.6%に合併する．sJIAと同様，肝脾腫や出血症
状，血球減少，肝逸脱酵素上昇，凝固異常，高フェリチン血症
がある場合，MASへの移行を疑う．SLEに合併したMASの
診断にはParodiの分類基準[5]が用いられ，以下の少なくとも
1項目以上の臨床項目と少なくとも2つ以上の検査項目を満た
す場合，MASと分類される．疑い例にのみ骨髄穿刺による血
球貪食像の確認が必要とされる（臨床項目：①発熱>38℃，②
肋弓下3 cm以上の肝腫大，③肋弓下3 cm以上の脾腫大，④
出血症状（紫斑，易出血性，粘膜出血）4.中枢神経症状（易刺
激性，見当識障害，無気力，頭痛，けいれん，昏睡），検査項
目：①2系統以上の血球減少症［白血球数4000/μL以下，ヘモ
グロビン9.0 g/dL以下，血小板数15万/μL以下］，②AST上
昇（>40 IU/L），③LDH上昇（>567 IU/L），④低フィブリノ
ゲン血症（≦150 mg/dL），⑤高TG血症（>178 mg/dL），⑥
高フェリチン血症（>500 ng/mL），組織学的項目：骨髄穿刺で
のマクロファージの血球貪食像）（⇒16-2）

6A-5. 治療

　SLEの治療は，治療目標（SLEのtreat-to-target（T2T），表
6-6[6]）を意識するとともに，臓器障害の進行リスクに基づき
治療を行う（表6-7[7]，表6-8[7]）．

●表6-6　SLEにおけるT2T

1	SLE の治療目標は全身症状と臓器障害の寛解
2	SLE の目標は再燃を抑えること
3	SLE の主要な治療のゴールはダメージを増やさないこと
4	臨床的に無症状な血清学的活動性のみでの治療強化は勧められない
5	QOL を低下させる倦怠感や痛み，抑うつ症状にも対応すべき
6	腎病変の早期診断と早期治療が推奨される
7	腎炎では寛解導入後 3 年間は維持療法を行う
8	維持療法では糖質コルチコイドは最小量で（できれば中止）
9	SLE の治療のゴールとして，抗リン脂質抗体症候群の病態の予防を行う
10	抗マラリア薬を使用
11	いずれの免疫抑制薬も合併症コントロールのためには適切に追加

●表6-7　小児全身性エリテマトーデスの急性期病態の進行リスク分類

進行リスク	急性期病態
低リスク	ループス腎炎（LN）：I 型，II 型（尿蛋白 <1 g/ 日）発熱，皮疹，関節痛，軽度の血小板減少，皮膚に限局した血管炎などの症状，抗 dsDNA 抗体の増加や血清補体価の低下が軽度で，抗リン脂質抗体は陰性
中等度リスク	LN：II 型（尿蛋白 >1g/ 日），V 型間質性腎炎，軽微な NP-SLE，末梢神経障害，軽度の心筋炎，筋力低下を伴う筋炎，漿膜炎
高リスク	LN：III 型，IV 型，ANCA 陽性，III+V 型，IV+V 型，半月体形成性急速進行性糸球体腎炎　NP-SLE，横断性脊髄炎，視神経炎，血管炎病態（びまん性肺胞出血（DAH），難治性間質性肺炎，多発性皮膚潰瘍，肺動脈性肺高血圧症，網膜血管炎，重度の心筋炎，腹部血管炎（重度のループス腸炎），TMA，顔面に発症した深在性エリテマトーデス，CAPS

●表6-8 進行リスクによるSLEの治療方針

臓器障害の進行リスク	治療	
	寛解導入	寛解維持
低リスク	経口 PSL 1 mg/kg/日	経口 PSL 0.1~0.2 mg/kg/日 +HCQ
中等度リスク	mPSL パルス 1~2コース +PSL 後療法	+ 免疫抑制薬 (MMF, MZR, AZP) + 中等症以上では BEL
高リスク	mPSL パルス 1~2コース +PSL 後療法 病態に応じて, IVCY, MMF その他の免疫抑制薬 (AZP, CyA, Tac) ステロイド＋免疫抑制薬に不応の場合は RTX（わが国では保険適用外）	経口 PSL 0.1~0.2 mg/kg/日 +HCQ + 免疫抑制薬 (MMF, AZP, CyA, Tac)

PSL：プレドニゾロン, mPSL：メチルプレドニゾロン, HCQ：ヒドロキシクロロキン, MMF：ミコフェノール酸モフェチル, MZR：ミゾリビン, AZP：アザチオプリン, IVCY：経静脈シクロホスファミド, CyA：シクロスポリン, Tac：タクロリムス, RTX：リツキシマブ, BEL：ベリムマブ

●表6-9　免疫抑制薬/生物学的製剤の投与量

薬剤	小児に対する投与量	小児での保険適用疾患
MMF	0.3~1.2 g/m²/ 日（分 2）最大 2 g/ 日	LN
MZR	2~4 mg/kg/ 日（分 1~3）	LN, NS
AZP	1~3 mg/kg/ 日	SLE, LN
IVCY	1 回 500 mg/m² を 4 週ごとに 7 回，以後 3 か月ごとに 2 回（1 年コース）	SLE, LN
CyA	1.5~5 mg/kg/ 日（分 1 または分 2）	NS
Tac	0.05~0.15 mg/kg/ 日（分 1）	LN
HCQ	標準体重に応じて 200~400 mg/ 日（分 1） 標準体重算出法 　女性：[身長（cm）－ 100] × 0.85 　男性：[身長（cm）－ 100] × 0.9 標準体重 　31~46 kg 未満：1 日 1 回 200 mg 　46~62 kg 未満：1 日 1 回 200 mg と 　　1 日 1 回 400 mg を 1 日おき交互に 　62 kg 以上：1 日 1 回 400 mg	SLE, LN
BEL	5 歳以上の小児にはベリムマブ（遺伝子組換え）として，1 回 10 mg/kg を初回，2 週後，4 週後に点滴静注し，以後 4 週間の間隔で投与する.	SLE

BEL：ベリムマブ，LN：ループス腎炎，NS：ネフローゼ症候群

- 中等度リスク以上では，初期治療はメチルプレドニゾロンパルス療法（30 mg/kg/日：最大 1 g を 3 日間）1〜3 コースで開始する．
- プレドニゾロン 1 mg/kg/日で後療法を開始し症状に応じて減量する．
- ヒドロキシクロロキンや免疫抑制薬を早期より併用しなるべく早くプレドニゾロンを減量する（表 6-9[(7)]）．
- 既存治療で効果不十分な場合には，ベリムマブの併用を考慮する．
- NP-SLE，DAH，CAPS に対しては，mPSL パルス療法後に引き続き，IVCY 療法を導入する．
- 治療抵抗性の重症病態（TMA，DAH，NP-SLE，CAPS，重症 LN）では血漿交換療法などのアフェレーシス治療を行う．
- 紫外線暴露予防の日焼け止め，糖質コルチコイド使用による合併症予防も重要である．
- 治療効果判定は活動性評価に基づき行う．

　評価時あるいは直近の 10 日間での SLEDAI スコア値を合計して評価する（表 6-10[(8)]）．小児 SLE での有用性は十分に検討されていないが，成人では，10 点以上で重症，20 点以上で生命予後不良とされている．

6A-6. 予後

- 近年 SLE の予後は著明に改善し，10 年生存率は 98.3％であった．
- 一方で治療抵抗例，重篤な合併症を含めた難治例が 12％を占め，無イベント 10 年生存率も 66.1％にとどまっている．

●表6-10　SLEDAI

症状	定義	スコア
けいれん	10日以内に出現したもの.（代謝性,感染性,薬剤性,不可逆的な中枢神経系の障害によるけいれんは除外）	8
精神症状	現実認識における感覚障害による行動変容:幻覚,支離滅裂,明らかな連携の喪失,貧困な思考内容,明らかに不合理な思考,奇怪,無秩序,凝り固まった行動（尿毒症や薬剤によるものは除く）	8
器質脳症候群	急速に出現して変動する見当識,記憶力,知的機能の障害による知的変容,集中力の低下による意識の混濁,周囲への注意保持の低下に加えて,少なくとも以下のうち2つの症状を伴う:知的障害,支離滅裂な発言,不眠や昼間のウトウト,精神運動活動の増加・低下.（代謝異常,感染,薬物反応は除外）	8
視覚障害	SLEによる網膜の変化:サイトイド小体や網膜の出血,脈絡膜や視神経の漿液性滲出物や出血.（高血圧,感染,薬剤によるものは除外）	8
脳神経障害	新たに出現した知覚あるいは運動神経を含む脳神経障害	8
SLEによる頭痛	重篤で頑固な頭痛:片頭痛様であっても催眠性の薬剤は無効	8
脳血管障害	新たに出現した脳血管障害.（動脈硬化によるものは除外）	8
血管炎	潰瘍,壊疽,疼痛性の指の結節,爪周囲の小梗塞や線状出血,生検や血管造影での血管炎の証明	8
関節炎	痛みや炎症を伴った2つ以上の関節炎（圧痛,腫脹,関節液貯留）	4

筋炎	近位筋の疼痛 / 筋力低下：CK やアルドラーゼの増加または筋電図異常あるいは筋生検で筋炎所見を伴う	4
尿円柱	白血球または赤血球円柱	4
血尿	赤血球 >5/HpF（尿路結石，感染，他の原因を除く）	4
蛋白尿	>0.5 g/ 日を新たに検出または最近の尿蛋白が 0.5 g/ 日以上の増加	4
膿尿	白血球 >5/HpF（感染を除外）	4
新たな皮疹	持続している炎症性の皮疹	2
脱毛	持続している異常な斑状または広範な脱毛	2
粘膜の潰瘍	持続している口腔内または鼻粘膜の潰瘍	2
胸膜炎	激しい胸膜痛，胸膜摩擦音，胸水，新たに出現した胸膜肥厚	2
心外膜炎	激しい前胸部痛，心膜摩擦音，心嚢液貯留，あるいは心膜炎の心電図所見	2
低補体血症	CH50，C3 または C4 の低下	2
抗 DNA 抗体価の増加	Farr 法による結合能の 25% 以上増加，または DNA 値の増加	2
発熱	> 38.0℃（感染を除外）	1
血小板減少	< 100,000/ μL	1
白血球減少	< 3000/ μL（薬剤性を除外）	1

6B. 新生児ループス

　抗 SS-A 抗体陽性母体から出生した児において，ループス様皮疹，溶血性貧血，血小板減少，先天性心ブロック（CHB）を認めることがあり，新生児ループスと呼ばれる．皮疹，溶血性貧血，血小板減少のほとんどは一過性であり，正常化することが多く，SLE を発症することは稀である．一方で，CHB は永続的であり，SS-A 抗体陽性母体から出生した児のうち 2%に認められる（⇒ 16-1）．

6C. 薬剤関連ループス

　薬剤の投与により SLE 様症状が出現することがあり，薬剤関連ループスと呼ばれる．通常は原因薬剤の投与中止により症状が可逆的である．SLE と比べて，発熱，皮膚症状，リンパ節腫脹，腎病変，精神神経症状，白血球減少症，抗 dsDNA 抗体陽性，血清補体価の低下の頻度は少なく，一方で，関節痛，漿膜炎，肺病変，抗 ssDNA 抗体陽性，抗ヒストン抗体陽性の頻度が多い特徴がある．薬剤関連ループスをきたす薬剤として頻度の高いものとして，抗けいれん薬（フェニトイン，プリミドンなど），プロカインアミド，イソニアジド，ヒドララジン，クロルプロマジン，経口避妊薬などが挙げられる．

[執筆者：清水正樹]

文献

(1) 日本小児リウマチ学会. 全身性エリテマトーデス診断の手引き. 2014：小児慢性特定疾病情報センター http://www.shouman.jp/disease/instructions/06_01_002/
(2) Lundberg IE et al. Arthritis Rheum. 2012; 64: 2677–2686.

(3) Aringer M et al. Arthritis Rheum. 2019; 71: 1400–1412.

(4) Weening JJ et al. Kidney Int. 2004; 65: 521–530.

(5) Parodi A et al. Arthritis Rheum. 2009; 60: 3388–3399.

(6) Van Vollenhoven RF et al. Ann Rheum Dis. 2014; 73: 958–967.

(7) 厚生労働科学研究費補助金難治性疾患等政策研究事業 若年性特発性関節炎を主とした小児リウマチ性疾患の診断基準・重症度分類の標準化とエビデンスに基づいたガイドラインの策定に関する研究班　小児 SLE 分担班編．小児全身性エリテマトーデス診療の手引き．羊土社，2018：24–35.

(8) Bombardier C et al. Arthritis Rheum. 1992; 35: 630–640.

7. 混合性結合組織病

7A. 混合性結合組織病

- 混合性結合組織病 (mixed connective tissue disease：MCTD) は，1972 年に Sharp らが提唱した疾患で，抗 U1-RNP 抗体を高力価で有し，全身性エリテマトーデス，全身性強皮症，多発性筋炎の 3 つのうち 2 つ以上の臨床的特徴を併せ持つ疾患である．

7A-1. 診断基準

- 厚労省研究班により 2019 年度改訂版の診断基準が発行されている（表 7-1[(1)]）．
- 小児慢性特定疾患の申請には，「小児慢性特定疾病事業における診断の手引き」を使用する．

7A-2. 臨床症状

7A-2-1. この症状があったら MCTD を疑おう

- Raynaud 現象：冬に顕在化しやすいが，近年エアコンの普及により夏にも室内で誘発されることが多い．
- 指または手背の腫脹：通年でみられ，季節による変化はみられない．

●表7-1　混合性結合組織病診断基準（2019年度改訂版）

Ⅰ. 共通所見
1.　Raynaud 現象 2.　手指の腫脹・浮腫

Ⅱ. 免疫学的所見
抗 U1-RNP 抗体陽性

Ⅲ. 特徴的な臓器の関与
1.　肺動脈性肺高血圧症 2.　無菌性髄膜炎 3.　三叉神経障害

Ⅳ. 混合所見
A. 全身性エリテマトーデス様所見 　　1.　多発性関節炎 　　2.　リンパ節腫脹 　　3.　頬部紅斑 　　4.　心膜炎または胸膜炎 　　5.　白血球減少（4,000 / μL 以下）または血小板減少（100,000 / μL 以下）
B. 全身性強皮症様所見 　　1.　手指硬化 　　2.　間質性肺疾患 　　3.　食道蠕動低下または拡張
C. 多発性筋炎 / 皮膚筋炎様所見 　　1.　筋力低下 　　2.　筋原性酵素の上昇 　　3.　筋電図における筋原性異常所見

診断
・Ⅰ, Ⅱの1所見以上とⅢの1所見以上が陽性 ・Ⅰ, Ⅱの1所見以上とⅣのA, B, C項のうち, 2項以上につき, それぞれ1所見以上が陽性

付記
1.　抗 U1-RNP 抗体の検出は二重免疫拡散法あるいは酵素結合免疫吸着検査法（ELISA）のいずれかでもよい．ただし，二重免疫拡散の結果が陽性で ELISA 法の結果と一致しない場合には，二重免疫拡散法の結果を優先する． 2.　以下の疾患標識抗体が陽性の場合は混合性結合組織病の診断は慎重に行う． 　① 抗 dsDNA 抗体，または抗 Sm 抗体 　② 抗トポイソメラーゼ抗体（抗 Scl-70 抗体），または抗 RNA ポリメラーゼⅢ抗体 　③ 抗 ARS 抗体，または抗 MDA5 抗体 3.　小児および青年では，下記の場合は混合性結合組織病と診断できる：Ⅰ，Ⅱの 1 所見以上が陽性で，ⅣのA，B，C 項のうち 1 所見以上が陽性 4.　Ⅲを決定するには鑑別診断が前提条件である．無菌性髄膜炎と診断された場合，感染性髄膜炎，薬物誘発性髄膜炎，腫瘍関連髄膜炎を慎重に除外する．鑑別診断について不明な点がある場合，リウマチ専門医に相談する．

7A-2-2. こんな症状にも注意しよう

- 頬部紅斑や脱毛がみられることがある．

- 感染を契機に発熱，多発関節痛，筋肉痛などの症状が顕在化することがある．

- 筋症状の場合，「筋肉痛」や「力が入りにくい」といった訴えのほかに，「転びやすい」，「階段をあがるときに抱っこをせがむ」，「だるそうにしている」ことがある．

- 消化管蠕動運動低下の場合，「飲み込みにくい」，「のどにつかえる感じがする」，「便秘」，「食欲がない」，「体重が減った」などの訴えがある．

- 肺高血圧症の場合，「息切れしやすい」，「横になりにくい」，「動悸がする」ことに注意する．

- 胸痛や胸部圧迫感では心膜炎を認めることがある．

- 発熱，頭痛，意識障害などを呈する無菌性髄膜炎を

生じることがある．特に，非ステロイド性抗炎症薬（non-steroidal anti-inflammatory drugs：NSAIDs）による，NSAIDs 誘発性無菌性髄膜炎（NSAIDs-induced aseptic meningitis：NIAM）には注意が必要であり，その他に抗菌薬やガンマグロブリンの投与により誘発されることもあることを念頭に置いておくべきである．

- 幼少時には SLE 様所見，思春期になると強皮症様所見が顕在化しやすい．

7A-3. 検査

血液検査，胸部 CT，筋力評価，筋肉 MRI，心臓超音波検査を行い，診断基準と照らし合わせて診断する．

7A-3-1. まずはこの検査をオーダーしよう

(1) 血液検査

- 血算：白血球数，赤血球数，ヘモグロビン，ヘマトクリット，血小板数
- 生化学検査：補体（C3，C4，CH50），筋原性酵素（アルドラーゼ，CK），AST，ALT，LDH，IgG，KL-6，BNP
- 炎症反応：CRP，血清アミロイド A，赤沈
- 凝固線溶系：フィブリノゲン，FDP，D ダイマー
- 尿検査：定性，沈渣
- 自己抗体：抗核抗体，抗 RNP 抗体，抗 DNA 抗体，抗 ds-DNA 抗体，抗 Sm 抗体，抗トポイソメラーゼ抗体（抗 Scl-70 抗体），抗 RNA ポリメラーゼ III 抗体，抗 ARS 抗体，抗 MDA5 抗体，抗 TIF1-γ抗体，リウマトイド因子

(2) 寒冷刺激試験，サーモグラフィー

- 4℃ の水に 1 分間手をつけて Raynaud 現象を誘発する．またはサーモグラフィーで局所温の低下を確認する．客観的評価が望ましいが，診断に際し問診により 3 色の色調変化（虚血による蒼白，チアノーゼによる紫色，血流改善による赤色）のうち 2 色の変化の確認がされている場合には必要ない．

(3) 筋力評価

- 徒手筋力テスト 8（MMT-8）
- 小児特発性炎症性筋症の筋力評価指標（Childhood Myositis Assessment Scale：CMAS）
  日本小児リウマチ学会のホームページに簡易に計算できる支援ツールが掲載されている[2]．

(4) 画像検査

- 心臓超音波検査：無症候性のこともあるため，必ず確認する．肺高血圧，心膜炎の有無を評価する．
- 筋電図：筋原性異常所見の有無を評価する．
- 筋 MRI：筋肉および皮下組織の浮腫・炎症所見を評価する．

7A-3-2. 診断が確定したら追加で確認しよう

(1) 血液検査

- 感染症：予防接種歴を確認し治療を待てるようであれば，まずワクチン接種を考慮する．免疫抑制薬を使用するため，T-spot，HBV，HCV，RPR を確認する．
- 血液検査：Sjogren 症候群や慢性甲状腺炎を合併することがあり，アミラーゼ，抗 SS-A/Ro 抗体，抗 SS-B/La 抗体，甲状腺機能（TSH，fT3，fT4）を追加する

(2) 画像検査

症状や臨床的所見がなくても一度行うことが望ましい.

- 心臓超音波検査：肺高血圧症を示唆するパラメーターの上昇の有無（肺動脈弁逆流速度の上昇，右心系の径の増大，心室中隔の圧排像，右室肥厚，肺動脈への右室駆出時間の短縮）を評価する. 推定肺動脈収縮期圧の上昇を認めるようであれば，重症度の評価のために，治療開始前に右心カテーテル検査を行うことが望ましい.
- 心電図：右室肥大（V1・V2 の R 波増高と V1〜V3 で右下がりのストレイン型変化，右軸偏位，I・aVL・V5・V6 の深い S 波），右房負荷（肺性 P 波），QTc 間隔の延長の有無を評価する.
- 胸部 CT：すりガラス陰影や肺容積の減少，牽引性気管支拡張などの間質性陰影の有無を確認する.

(3) その他

- 肺機能検査：肺拘束性障害（%VC=80%以下），肺拡散能（%DLCO=70%以下）は小児では感度が低く必須ではないが，呼吸器症状があれば行う.
- 6 分間歩行試験（6MWT）：従命可能な年齢の場合，比較的簡便に行える. 総歩行距離や最低 SpO_2 を指標とし，肺高血圧症や間質性肺炎を認めた場合に，モニタリングの指標として用いることがある. ただし，成人の 22 の臨床試験を用いたメタ解析からは治療による 6MWT の変化が臨床イベントを予測できないことが示されている. 小児でも，学習効果があることや予後予測となるカットオフ値が複数あることなどから，診断ならびに治療効果の指標とするには慎重な判断を要する.

7A-3-3. 診断がはっきりしない場合は検討しよう

- 毛細血管顕微鏡（キャピラロスコピー）：爪郭部毛細血管や手指先端の毛細血管の拡張や蛇行が確認できる
- 頭部 MRI，髄液検査：頭痛や項部硬直など，無菌性髄膜炎を合併することがあり症状を認めるようであれば，行うこともある．

7A-4. 合併症

7A-4-1. 腎障害

- MCTD の 1/4 に起こる[3]．重症度を評価して治療を行う．SLE の腎障害より予後がよい．

7A-4-2. Sjogren 症候群

- 成人では 15〜20%で合併．小児でもケースシリーズでいくつか報告がある．

7A-5. 治療

7A-5-1. 治療方針

- ガイドライン[4] を参照
- 各臓器障害，重症度によって症例ごとに治療を選択し組み合わせる．
- 寒冷暴露，過労，寝不足，ストレス，直射日光を避け，保温に努める．
- 軽微な症状の場合，確定診断前の対症療法として，NSAIDs を使用する．ただし，無菌性髄膜炎の出現に注意

し，発熱，頭痛が生じた場合，プレドニゾロン 10〜20 mg/日（0.1〜0.5 mg/kg/日）へ変更する．

- 発熱，関節炎，筋炎などの定型的な症状の場合

　　プレドニゾロン 15〜20 mg/日（0.5〜1 mg/kg/日）やメチルプレドニゾロンパルス療法 2 クールを行う．

- ①高熱の持続，②心膜炎・心筋炎，③胸膜炎，④低補体性腎炎やネフローゼ型腎炎，⑤肺高血圧症の場合

　　メチルプレドニゾロンパルス療法 2 クール，シクロホスファミドパルス療法を行い，免疫抑制薬（メトトレキサート，アザチオプリン，ミコフェノール酸モフェチル）を併用する．

- 寛解期には PSL 5〜10 mg（0.1〜0.3 mg/kg/日）を維持する．

7A-5-2. その他の注意

- SLE 主体の関節炎であればヒドロキシクロロキンの使用や，また，RF 高値/抗 CCP 抗体陽性など JIA 重複の場合，MTX や生物学的製剤の使用を行うことがある．
- 手指の潰瘍や壊疽など末梢循環障害が強い場合，強皮症の治療に準ずる．
- 間質性肺炎が主体にある場合，強皮症の治療に準ずる．
- 腎障害が強い場合，ループス腎炎の ISN/RPS 分類（⇒表6-5）に則り治療を行うが，抗 RNA ポリメラーゼ III 抗体陽性の場合，強皮症腎も考慮して治療を選択する．
- 逆流性食道炎を合併している場合，PPI を併用する．
- 肺高血圧症は心臓カテーテル検査を行い，循環器科とも相談のうえで，エンドセリン受容体拮抗薬，ホスホジエステラーゼ 5 阻害薬，プロスタグランジン I_2 阻害薬などを併用する．

7A-6. 予後

- 小児 MCTD に関する長期間の経過のエビデンスは十分ではない[3].
- 肺高血圧症が死亡に寄与する主要な因子である.

7B. Raynaud 現象

- Raynaud 現象（Raynaud phenomenon）[3][5] は寒冷刺激や感情的ストレスなどが誘因となって末梢血管が攣縮する反応で，2〜3 相性の色調変化を認める病態をさす．まず小動脈が攣縮し虚血状態を生じ，乏血により蒼白となる．その後，還元ヘモグロビンが増加しチアノーゼによる紫色となり，最後に反応性に拡張した血管に血液が流入し充血することで赤色となる.
- 基礎疾患がない場合には，原発性 Raynaud 現象（Raynaud 病），基礎疾患がある場合には，二次性 Raynaud 現象と分類される.
- 手指，足趾以外にも，鼻，耳，唇などにも起こる.
- 保温後，正常な血流が局所に戻るまでに 15〜20 分かかる場合がある.
- 治療は，まず誘因を避け保温が重要である.
- 治療の効果判定には，客観的指標としてサーモグラフィー，超音波検査による動脈の血流の測定による評価が望ましい.

7B-1. Raynaud 病

7B-1-1. 機序

Raynaud 病/一次 Raynaud 現象（Raynaud disease, primary Raynaud phenomenon）では，α_2 アドレナリン作動性感受性の増加により，寒冷刺激や感情的ストレスに対する血管収縮反応が増強する．

- 四肢に左右対称性に認められる．
- 組織の壊死，潰瘍は伴わないことが多い．
- キャピラロスコピーでは異常所見は認められない．
- 抗核抗体は陰性で赤沈の亢進はない．

7B-1-2. 治療

(1) 初期治療

寒冷刺激や振動，ストレスなどへの暴露による症状の出現を予防することと，症状出現時の保温が重要である．

(2) 組織障害がある，または懸念される場合*

- カルシウム拮抗薬：ニフェジピン 0.25〜0.5 mg/kg/日，アムロジピン 2.5〜5 mg/日
- ホスホジエステラーゼ阻害薬**：シルデナフィル（体重 8〜20 kg：1 回 10 mg，1 日 3 回），体重 20 kg 超：1 回 20 mg，1 日 3 回）
- エンドセリン受容体拮抗薬**：ボセンタン（1 回 2〜4 mg/kg，1 日 2 回，最初の 4 週間は 1/2 量から開始）

＊：いずれも小児の Raynaud 病では保険適用外
＊＊：1 歳以上，小児肺動脈性肺高血圧で保険適用あり

7B-2. 二次性 Raynaud 現象

7B-2-1. 機序

　二次性 Raynaud 現象（secondary Raynaud phenomenon）では，様々な疾患により，血管の内皮機能が損なわれ，血管収縮により最終的に組織の虚血を引き起こす（例：全身性強皮症における血管系の線維症による内皮機能障害）（表 7-2[3]）.

- 左右非対称性で痛みを伴い，組織の壊死，潰瘍を伴うことがある.
- キャピラロスコピーでは毛細血管ループの拡張，蛇行，歪曲などが認められる.
- 表 7-2[3] に記載した疾患を鑑別する.

7B-2-2. 治療

- 基礎疾患の治療に則り，加えて Raynaud 病の治療を行う.
- 虚血性潰瘍の病歴があれば，リスクとベネフィットを鑑みて低用量アスピリンの連日内服やヘパリンを使用することがある.

7B-2-3. 予後

　小児の Raynaud 病で壊死や壊疽に至る例は極めて稀である. 二次性 Raynaud 現象では基礎疾患の活動性により異なるが，完治に至ることが少なく再燃が多いため QOL が下がる要因となる.

［執筆者：上島洋二］

文献

(1) Tanaka Y et al. Mod Rheumatol. 2021; 31: 29–33.

(2) 日本小児リウマチ学会. 診療支援ツール：Childhood Myositis Assessment Scale (CMAS). http://www.praj.jp/

●表7-2　小児における二次性Raynaud現象に関連した現象

1. リウマチ性疾患	5. 内分泌障害
全身性硬化症	カルチノイド
混合性結合組織病	褐色細胞腫
全身性エリテマトーデス	甲状腺機能低下症
皮膚筋炎	**6. 感染症**
血管炎	パルボウイルス B19
Sjogren 症候群	ヘリコバクター・ピロリ
抗リン脂質抗体症候群	**7. 薬害**
2. 原発性血管攣縮性疾患	化学療法
片頭痛	血管収縮剤
3. 機械的/閉塞性疾患	中枢神経系刺激薬 /ADHD 治療薬
血管障害	セロトニン受容体（5-HT3 受容体）拮抗薬
繰り返す外傷 / 凍傷	ポリ塩化ビニル
胸郭出口症候群	水銀
振動障害 / 手根管症候群	違法薬物（コカイン，LSD など）
4. 過粘稠/血栓塞栓症	**8. その他**
クリオグロブリン血症	Down 症
多血症	動静脈奇形
鎌状赤血球症	神経性無食欲
高脂血症	反射性交感神経性ジストロフィー

activities/CMAS.html

(3) Pilkington CA et al. Petty RE et al. eds. Textbook of Pediatric Rheumatology 8th ed. Elsevier, 2020: 360–376.

(4) 厚生労働科学研究費補助金難治性疾患等政策研究事業（難治性疾患政策研究事業）自己免疫疾患研究班混合性結合組織病分科会編. MCTD（混合性結合組織病）診療ガイドライン 2021. 南山堂，2021.

(5) Musa R et al. Raynaud Disease. StatPearls. 2021. https://www.ncbi.nlm.nih.gov/books/NBK499833/

8. 血管炎症候群 1（高安動脈炎，PAN，GPA，MPA）

- 血管炎症候群とは，血管壁の炎症を生じる種々の病態，症候群の総称である．
- 血管炎症候群の分類として，Chapel Hill Consensus Conference 2012（CHCC2012）が 2013 年に報告された [1]．小児の分類としては，2006 年に報告された EULAR/PRINTO/PRES 分類基準がある [2]（表 8-1 [3]）．

●表8-1　EULAR/PRINTO/PRES 分類基準

大型血管炎	高安動脈炎（TA）
中型血管炎	小児結節性多発性動脈炎（PAN） 皮膚多発動脈炎 川崎病
小型血管炎	肉芽腫性疾患 ・多発血管炎性肉芽腫症（Wegener 肉芽腫症；GPA） ・好酸球性多発血管炎性肉芽腫症（Churg-Strauss 症候群） 非肉芽腫性疾患 ・顕微鏡的多発血管炎（MPA） ・IgA 血管炎 ・限局性皮膚白血球破砕性血管炎
その他の血管炎	Behcet 病 感染，癌，薬剤関連血管炎 過敏性血管炎 中枢神経限局性血管炎 Cogan 症候群 分類不能

8A. 高安動脈炎

- 高安動脈炎（Takayasu arteritis：TA）は大動脈およびその基幹動脈，冠動脈，肺動脈に生じる大型血管炎である（図8-1[(4)]）.

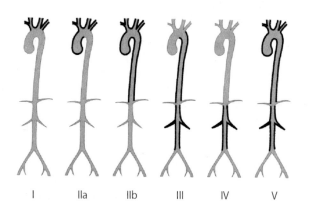

●図8-1　病変部位の分類

I型：大動脈弓分枝血管
IIa型：上行大動脈. 大動脈弓ならびにその分枝血管
IIb型：IIa病変＋胸部下行大動脈
III型：胸部下行大動脈，腹部大動脈，腎動脈
IV型：腹部大動脈，かつ/または，腎動脈
V型：IIb＋IV型（上行大動脈，大動脈弓ならびにその分枝血管，胸部下行大動脈に加え，腹部大動脈，かつ/または，腎動脈）

8A-1. 診断基準

　本邦の血管炎症候群の診療ガイドライン（2017年版）[(5)] における TA の診断基準は，主に成人を対象としたものであるが

（表 8-2[(4)]），「A. 症状」や「B. 検査所見」などは小児にも十分適応できる．一方，2008 EULAR/PRINTO/PRES 分類基準（表 8-3[(2)]）は小児に特化したものであり，感度・特異度ともに高く，診断に有用である．いずれの診断基準においても，画像所見が必須となる．

8A-2. 臨床症状

8A-2-1. この症状があったら高安動脈炎を疑おう

- 炎症反応の上昇を伴う熱源不明の発熱
- 上肢の血圧左右差，脈拍減弱
- 頚部，腹部血管雑音
- 四肢跛行

8A-2-2. こんな症状にも注意しよう

- 微熱や全身倦怠感，疲労感などの非特異的症状
- 約 70〜100%に高血圧をきたし，腎血管性高血圧を合併することがある．
- 大動脈閉鎖症，大動脈瘤に基づく心不全症状をきたすことがある．
- 炎症性腸疾患や結節性紅斑，関節炎などを合併することがある．

8A-3. 検査

血液検査，超音波，CT，[18]F-FDG PET/PET-CT などを用いて診断する．

8A-3-1. まずはこの検査をオーダーしよう

●表8-2　高安動脈炎の診断基準

A. 症状

1. 全身症状：　発熱，全身倦怠感，易疲労感，リンパ節腫脹（頚部），若年者の高血圧（140/90 mmHg 以上）
2. 疼痛：頚動脈痛（carotidynia），胸痛，背部痛，腰痛，肩痛，上肢痛，下肢痛
3. 眼症状：　一過性又は持続性の視力障害，眼前明暗感，失明，眼底変化（低血圧眼圧，高血圧眼圧）
4. 頭頚部症状：　頭痛，歯痛，顎跛行[*a]，めまい，難聴，耳鳴，失神発作，頚部血管雑音，片麻痺
5. 上肢症状：　しびれ感，冷感，挙上困難，上肢跛行[*b]，上肢の脈拍異常および血圧異常（橈骨動脈の脈拍減弱，消失，10 mmHg 以上の血圧左右差），脈圧の亢進（大動脈弁閉鎖不全症と関連する）
6. 下肢症状：　しびれ感，冷感，脱力，下肢跛行，下肢の脈拍及び血圧異常（下肢動脈の拍動亢進あるいは減弱，血圧低下，上下肢血圧差[*c]）
7. 胸部症状：　息切れ，動悸，呼吸困難，血痰，胸部圧迫感，狭心症状，不整脈，心雑音，血管雑音
8. 腹部症状：　腹部血管雑音，潰瘍性大腸炎の合併
9. 皮膚症状：　結節性紅斑

*a　咀嚼により痛みが生じるため間欠的に咀嚼すること
*b　上肢労作により痛みが生じるため間欠的に労作すること
*c　「下肢が上肢より 10~30 mmHg 高い」から外れる場合

B. 検査所見

画像検査所見：　大動脈とその第一次分枝[*a]の両方あるいはどちらかに検出される，多発性[*b]またはびまん性の肥厚性病変[*c]，狭窄性病変（閉塞を含む）あるいは拡張性病変（瘤を含む）[*d]の所見

*a　大動脈とその一次分枝とは，大動脈（上行，弓行，胸部下行，腹部下行），大動脈の一次分枝（冠動脈を含む），肺動脈とする．
*b　多発性とは，上記の 2 つ以上の動脈または部位，大動脈の 2 区域以上のいずれかである．

*c 肥厚性病変は，超音波(総頚動脈のマカロニサイン)，造影 CT，造影 MRI(動脈壁全周性の造影効果)，PET-CT(動脈壁全周性の FDG 取り込み)で描出される．狭窄性病変，拡張性病変は，胸部 X 線(下行大動脈の波状化)，CT angiography，MR angiography，心臓超音波検査(大動脈弁閉鎖不全)，血管造影で描出される．上行大動脈は拡張し，大動脈弁閉鎖不全を伴いやすい．慢性期には，CT にて動脈壁の全周性石灰化，CT angiography，MR angiography にて側副血行路の発達が描出される．

*d 画像診断上の注意点：造影 CT は造影後期相で撮影．CT angiography は造影早期相で撮影，三次元画像処理を実施．血管造影は通常，血管内治療，冠動脈・左室造影などを同時目的とする際に行う．

C. 鑑別診断

動脈硬化症，先天性血管異常，炎症性腹部大動脈瘤，感染性動脈瘤，梅毒性中膜炎，巨細胞性動脈炎(側頭動脈炎)，血管型 Behcet 病，IgG4 関連疾患

<診断のカテゴリー>

Difinite：A のうち 1 項目以上 +B のいずれかを認め，C を除外したもの．

(参考所見)

1. 血液，生化学所見：赤沈亢進，CRP 高値，白血球増加，貧血
2. 遺伝学的検査：HLA-B52 または HLA-B67 保有

●表8-3 小児高安動脈炎の2008 EULAR/PRINTO/PRES 分類基準

必須項目： 大動脈やその分枝または肺動脈における瘤，拡張，狭窄，壁肥厚を示す画像所見．
副次的項目： ① 脈拍欠損または跛行 ② 任意の四肢における血圧差 >10 mmHg ③ 大動脈または主要分枝における血管雑音，スリル ④ 高血圧(>95 パーセンタイル) ⑤ 炎症反応の上昇(赤沈 >20 mm/60 分，CRP 上昇)
基準：必須項目 + 副次的項目 1 つ以上

感度 100%，特異度 99.9%

（1）血液検査

- 血算：白血球数，赤血球数，ヘモグロビン，ヘマトクリット，血小板数
- 炎症反応：CRP，赤沈
- 免疫学的検査：補体（C3，C4，CH50），IgG
- 凝固線溶系：FDP，D ダイマー（上昇していないことも多い）

（2）画像検査

- 超音波検査：頚動脈の内膜–中膜複合体のびまん性，全周性の肥厚が特徴的である．腹部大動脈，腹腔・上腸間膜動脈，腎動脈の評価も行う．
- 造影 CT（造影後期相で撮影）：大血管全体の病変把握を行う．血管壁の肥厚，狭窄，拡張，石灰化の評価を行う．
- その他：胸部レントゲンでは，下行大動脈辺縁の波状化や，上行大動脈の拡張，肺血管影の減少，心拡大などを認めることがある．MRI は被曝を伴わず，血管内腔や壁の評価が可能であるが，撮影範囲が広すぎるため 1 回の撮影で全範囲を撮影することは困難である．

8A-3-2. 診断が確定したら追加で確認しよう

- 疾患活動性の評価：Kerr の基準[6]，PVAS[7]，ITAS[8] などを用いる．
- 心臓超音波：心機能，弁膜症，上行大動脈径の評価を行う．
- 眼科検査：眼合併症（眼虚血症候群，高血圧網膜症）の評価として，眼底検査や，必要に応じて眼底造影など．
- 感染症：免疫抑制薬や生物学的製剤を使用するため，各種感染症（結核，肝炎含む）のスクリーニング検査を行う．
- 遺伝子検査（保険適用なし）：HLA-B52，B-67 の保有は診断の参考になる．特に，HLA-B52 は予後不良因子とさ

れる.

- サイトカイン：IL-6（全身性炎症反応症候群を疑う場合に 2 回まで保険適用）は活動性のマーカーであり, トシリズマブ使用中のバイオマーカーとしても期待される.

8A-3-3. 診断がはっきりしない場合は検討しよう

- 血管造影：初期診断として選択されるメリットは少ない. CT や MRI で描出不十分な小血管病変の評価, 冠動脈の評価を目的に行われることはある.
- ^{18}F-FDG PET/PET-CT：他の検査で病変の局在や活動性の判断がつかない場合に行う. 活動性の炎症評価として有用である.

8A-4. 合併症

- 小児に限定した報告では, 高血圧は 70〜100%, 動脈瘤は 19〜65%と成人より罹患率が高く, 跛行などの血管の狭窄病変を呈することは成人と比べて少ないとされる（表 8-4[9]）.

8A-5. 治療

- 治療アルゴリズム（図 8-2）を参照 [5][10]
- 初期治療は副腎皮質ステロイドが治療の中心となる.
- プレドニゾロン（PSL） 0.5〜1 mg/kg/日で開始する.
- ステロイドパルス療法は緊急度や活動性の高い場合や難治例の再燃時には mPSL 30 mg/kg/日（最大 1 g/日）× 3 日間を行う.
- メトトレキサート（MTX）, アザチオプリン（AZA）を早期より併用し, 再燃しない様に PSL を緩徐に減量する

●表8-4　高安動脈炎の合併症

	有病率（%）
大動脈弁閉鎖不全	33.2
Grade I	14.1
Grade II	8.6
Grade III	9.8
Grade IV	6.2
虚血性心疾患	10.6
眼症状	14.0
白内障	7.6
眼底所見	8.7
大動脈瘤	15.0
大動脈解離	1.9
腎障害	11.2
高血圧合併症	39.4
腎動脈狭窄	13.1
脳虚血発作	13.2
脳血栓	3.7
脳出血	0.9

（MTX は保険適用外）. 成人では PSL 20 mg/日以下では，1.2 mg/月を超えない減量を推奨されている. 寛解を 2 年間維持できれば，緩徐に免疫抑制薬の減量を試みてもよい[10].

- 治療抵抗例には，タクロリムス（Tac），シクロスポリン（CyA），ミコフェノール酸モフェチル（MMF），シクロホスファミドパルス療法（IVCY）の使用を考慮する.（Tac, CyA, MMF は保険適用外）

- 緊急度や活動性の高い場合や難治例では，トシリズマブ（TCZ）や TNF 阻害薬の使用を考慮する.（TCZ は 12 歳以上に皮下注射製剤が保険適用，TNF 阻害薬は保険適用外）.

- 抗血小板薬は急性虚血イベントの発症を抑制するため，有意な狭窄性病変のある場合は，禁忌がない限り抗血小板薬の内服を行う.

- 内服治療による改善の見込みがない狭窄性/拡張性病変に対して，血管内治療や外科的手術を考慮する.

8A-6. 予後

- 1994 年に報告された TA の 15 年生存率は 82.9％であり，予後不良因子として若年発症，網膜症，大動脈関連疾患，進行性の経過，赤沈の亢進などが挙げられている[11]. 特に大動脈関連の合併症がある場合は 15 年生存率が 66％まで低下する.

- 画像の診療技術の進歩や生物学的製剤などの使用により，今後の治療率の向上が期待される.

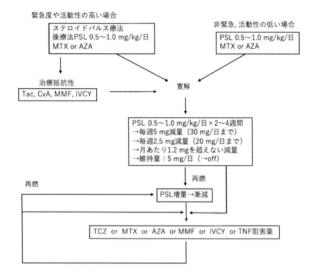

●図8-2　高安動脈炎の治療アルゴリズム

8B. 結節性多発動脈炎（PAN）

- PAN は小中型筋型動脈の壊死性血管炎である.

8B-1. 診断基準

PAN の診断基準として，主に成人を対象とした本邦の診断基準（表 8-5[12]）や，小児に限定した 2008 EULAR/PRINTO/PRES 分類基準（表 8-6[2]）がある. いずれも，組織所見や血管造影初見が重視される. 小児は成人に比べ，筋痛や皮膚初見が多いが，臨床症状は多彩なため，小児 PAN の 2008 EULAR/PRINTO/PRES 分類基準で診断がつかず，成人の診断基準で診断となる例もある. また，CHCC2012 で，皮膚に限局した皮膚動脈炎が PAN とは区別されたが，小児 PAN の 2008 EULAR/PRINTO/PRES 分類基準では，それらを含んでしまっている. 皮膚動脈炎は発熱や筋・関節痛を伴うこともあり，時に PAN に移行しうることから実際には鑑別が難しい.

8B-2. 臨床症状

- 表 8-5[12] の主要症候を参照.

8B-3. 検査

- 血液検査：白血球，ヘモグロビン，血小板，赤沈，Alb，IgG，CRP，フィブリノゲン，FDP，D ダイマー（除外のために，ANCA，肝炎マーカー，SLE や Sjogren 症候群などの膠原病に特異的な抗体などを測定すること）
- 血管造影：腹部大動脈分枝や頭蓋内動脈の多発性小動脈瘤

●表8-5　結節性多発動脈炎の診断基準

【主要項目】
1)　主要症候 　1. 発熱（38℃以上，2週以上）と体重減少（6か月以内に6 kg以上） 　2. 高血圧 　3. 急速に進行する腎不全，腎梗塞 　4. 脳出血，脳梗塞 　5. 心筋梗塞，虚血性心疾患，心膜炎，心不全 　6. 胸膜炎 　7. 消化管出血，腸閉塞 　8. 多発性単神経炎 　9. 皮下結節，皮膚潰瘍，壊疽，紫斑 　10. 多関節痛（炎），筋痛（炎），筋力低下
2)　組織所見 　中・小動脈のフィブリノイド壊死性血管炎の存在
3)　血管造影所見 　腹部大動脈分枝（特に腎内小動脈）の多発小動脈瘤と狭窄・閉塞
4)　診断のカテゴリー 　1. Definite：　主要症候2項目以上と組織所見のある例 　2. Probable： 　　　　　　　a) 主要症候2項目以上と血管造影所見の存在する例 　　　　　　　b) 主要症候のうち1を含む6項目以上存在する例
5)　参考となる検査所見 　1. 白血球増加（10,000/μL以上） 　2. 血小板増加（400,000/μL以上） 　3. 赤沈亢進 　4. CRP強陽性

6) 鑑別診断
   1. 顕微鏡的多発血管炎
   2. 多発血管炎性肉芽腫症（旧称：Wegener 肉芽腫症）
   3. 好酸球性多発血管炎性肉芽腫症（旧称：アレルギー性肉芽腫性血管炎）
   4. 川崎病動脈炎
   5. 膠原病（全身性エリテマトーデス (SLE)，関節リウマチ (RA) など）
   6. IgA 血管炎（旧称：紫斑病性血管炎）

【参考事項】

1) 組織学的に I 期変性期，II 期急性炎症期，III 期肉芽期，IV 期瘢痕期の 4 つの病期に分類される．
2) 臨床的に I，II 病期は全身の血管の高度の炎症を反映する症候，III，IV 期病変は侵された臓器の虚血を反映する症候を呈する．
3) 除外項目の諸疾患は壊死性血管炎を呈するが，特徴的な症候と検査所見から鑑別できる．

●表8-6　小児PANの2008 EULAR/PRINTO/PRES分類基準

【必須項目】① または ② のいずれか
① 組織病理学：小型または中型動脈に壊死性血管炎を認める
② 血管造影の異常所見：小型または中型動脈の動脈瘤，狭窄，閉塞所見など（線維筋性異形成や非炎症性のものは除く）
【追加項目】以下の 5 項目中 1 項目以上
・皮膚病変：リピド疹，皮膚結節，表皮梗塞，深部皮膚梗塞 ・筋痛 / 圧痛 ・高血圧 ・末梢神経障害：手袋靴下型の感覚神経障害，単神経炎や多発末梢神経炎 ・検尿異常または腎機能障害

必須項目のいずれか，かつ追加項目から 1 項目以上を満たす場合に PAN と診断される．

感度 89.6%，特異度 99.6%

と狭窄，閉塞所見を確認する．超音波，造影 CT，MR ア
ンギオグラフィで異常所見を観察できる場合もあるが，血
管造影が最も有用である．

- 組織診断：中・小動脈のフィブリノイド壊死性血管炎の所
見．皮膚で生検することが多い．
- 遺伝子検査：ADA2 欠損症（*CECR1* 遺伝子の機能喪失型
変異によって発症する自己炎症性疾患）で PAN と類似
の症状を呈することがあるため，遺伝子検査により否定
する．

8B-4. 治療

- 成人の PAN の治療に準ずる．
- 重要臓器の病変を認める中等症から重症の場合，ステロイ
ドパルス療法 (mPSL 30 mg/kg/日（最大 1 g/日）× 3 日
間) および IVCY（500〜750 mg/m^2/回，最大 1 g/日を 3
〜4 週に 1 回，計 2〜6 クール）を行い，後療法として PSL
1 mg/kg/日で開始する．同時に MTX，AZA，MMF など
の免疫抑制薬を併用し，再燃しないように PSL を緩徐に
減量する（MTX，MMF は保険適用外）．
- 重要臓器の病変を伴わない軽症の場合，PSL 0.5〜1.0
mg/kg/日で開始し，症状の改善が認められないときは，
CY や MTX を考慮する．

8C. 多発血管炎性肉芽腫症

- 多発血管炎性肉芽腫症（GPA）は①上気道（眼，耳，鼻，
咽頭，副鼻腔）（E：ear and nose）および肺（L：lung）に
おける壊死性肉芽腫性炎，②腎（K：kidney）における巣
状分節性壊死性糸球体腎炎，③全身の中・小型動脈の壊死

性血管炎の 3 つを臨床病理学的特徴とする難治性血管炎である.

8C-1. 診断基準

　GPA の診断基準には，主に成人を対象とした本邦の診断基準（表 8-7[13]）や小児 GPA の 2008 EULAR/PRINTO/PRES 分類基準（表 8-8[2]）などがある.

8C-2. 検査

- 血液検査：白血球，ヘモグロビン，血小板，赤沈，Alb，IgG，CRP，BUN，Cr，フィブリノゲン，FDP，D ダイマー，MPO-ANCA，PR3-ANCA（欧米では PR3-ANCA 陽性が多いが，本邦では MPO-ANCA 陽性と PR3-ANCA 陽性の比は約 1:1）
- 尿検査：血尿，蛋白尿
- 胸部 X 線，胸部 CT：肺に多発性または単発性の空洞を伴う結節性病変，浸潤影を認めるのが典型的である.
- 副鼻腔 CT：副鼻腔の粘膜肥厚，鼻中隔穿孔
- 組織診断：中・小動脈の壊死性肉芽腫性血管炎の所見. 腎生検では，免疫グロブリン沈着を伴わない半月体形成糸球体腎炎を特徴とする.
- 眼科，耳鼻科診察

8C-3. 治療

- 成人の GPA の治療に準ずる[11][14][15].
- 重要臓器の病変を認める場合や生命予後に影響を及ぼす可能性がある場合は，寛解導入療法として，PSL 投与および

●表8-7　多発性血管炎性肉芽腫症の診断基準

主要症状	1. 気道 (E) の症状：鼻（膿性鼻漏，出血，鞍鼻），眼（眼痛，視力低下，眼球突出），耳（中耳炎），口腔・咽頭痛（潰瘍，嗄声，気道閉塞） 2. 肺 (L) の症状：血痰，咳嗽，呼吸困難 3. 腎 (K) の症状：血尿，蛋白尿，急速に進行する腎不全，浮腫，高血圧 4. 血管炎による症状 　a. 全身症状：発熱（38℃以上，2週間以上），体重減少（6か月以内に6kg以上） 　b. 臓器症状：紫斑，多関節炎（痛），上強膜炎，多発性神経炎，虚血性心疾患（狭心症・心筋梗塞），消化管出血（吐血・下血），胸膜炎など
主要組織所見	1. E, L, K の巨細胞を伴う壊死性肉芽腫性血管炎 2. 免疫グロブリン沈着を伴わない壊死性半月体形成腎炎 3. 小・細動脈の壊死性肉芽腫性血管炎
主要検査所見	Proteinase 3(PR3)-ANCA（蛍光抗体法で cytoplasmic pattern C-ANCA）が高率に陽性を示す
判定	1. 確実（Definite） 　a. E, L, K のそれぞれ一臓器症状を含め主要症状の3項目以上を示す例 　b. E, L, K，血管炎による主要症状の2項目以上および主要組織所見1~3の1項目以上を示す例 　c. E, L, K，血管炎による主要症状の1項目以上と主要組織所見1~3の1項目以上およびC(PR3)- ANCA 陽性の例

判定	2. 疑い（Probable） 　a. E，L，K，血管炎による主要症状のうち 2 項目以上の症状を示す例 　b. E，L，K，血管炎による主要症状のいずれか 1 項目および主要組織所見 1～3 の 1 項目を示す例 　c. E，L，K，血管炎による主要症状のいずれか 1 項目と C(PR3)-ANCA 陽性を示す例
参考となる検査所見	1. 白血球，CRP の上昇 2. BUN，血清クレアチニンの上昇
識別診断	1. E，L，他の原因による肉芽腫性疾患（サルコイドーシスなど） 2. 他の血管炎症候群（顕微鏡的多発血管炎，好酸球性多発血管炎性肉芽種症（Churg–Strauss 症候群），結節性多発動脈炎など）
参考事項	1. E，L，K のすべてが揃っている例は全身型，E，L のうち単数もしくは 2 つの臓器にとどまる例を限局型と呼ぶ 2. 全身型は E，L，K の順に症状が発現することが多い 3. 発症後しばらくすると，E，L の病変に黄色ブドウ球菌を主とする感染症を合併しやすい 4. E，L の肉芽腫による占拠性病変の診断に CT，MRI，シンチ検査が有用である 5. PR3-ANCA の力価は疾患活動性と平行しやすい．MPO-ANCA 陽性を認める例もある

●表8-8　小児GPAの2008 EULAR/PRINTO/PRES分類基準

【基準項目】以下の 6 つの項目のうち，少なくとも 3 つを満たす．

① 組織病理学：動脈壁内または血管周囲，血管外領域の肉芽腫性炎症

② 上気道症状：膿性鼻漏，出血，鞍鼻など

③ 喉頭，気管，気管支症状：声門下，気管または気管支の狭窄

④ 肺症状：結節，空洞，浸潤影などの画像所見

⑤ ANCA 陽性

⑥ 腎症：検尿異常

感度 93.3%，特異度 99.2%

IVCY またはリツキシマブ（RTX）を併用し，血漿交換を考慮する．PSL は 1〜2 mg/kg/日で開始するが，重症例にはステロイドパルス療法 (mPSL 30 mg/kg/日（最大 1 g/日）× 3 日間) を行う．

- 臓器障害をきたす病変がない場合は，寛解導入療法として PSL および IVCY を行う．軽症例では，IVCY の代わりに MTX や MMF の使用を検討してもよい（MMF は保険適用外）．

- 寛解維持療法は，RTX もしくは AZA，MTX，MMF などの免疫抑制薬を使用し，PSL を緩徐に漸減する．

8D. 顕微鏡的多発血管炎（MPA）

- MPA は，小血管を主体とした壊死性血管炎で，肉芽腫性病変のみられないものである．

8D-1. 診断基準

MPA の診断基準は本邦の主に成人を対象としたもの（表 8-9[16]）がある．主要症候のほかに，組織所見や MPO-ANCA 陽性が診断に有用となる．

8D-2. 検査

- 血液検査：白血球，ヘモグロビン，血小板，赤沈，Alb，IgG，CRP，BUN，Cr，フィブリノゲン，FDP，D ダイマー，MPO-ANCA，PR3-ANCA
- 尿検査：血尿，蛋白尿
- 胸部 X 線，胸部 CT：間質性肺炎，肺出血の評価を行う．
- 気管支鏡検査：肺出血をきたす例では，気管支肺胞洗浄を

●表8-9　顕微鏡的多発血管炎の診断基準

【主要項目】

(1) 主要症候
　1. 急速進行性糸球体腎炎
　2. 肺出血，もしくは間質性肺炎
　3. 腎・肺以外の臓器症状：紫斑，皮下出血，消化管出血，多発性単神経炎など

(2) 主要組織所見
　細動脈・毛細血管・後毛細血管細静脈の壊死，血管周囲の炎症性細胞浸潤

(3) 主要検査所見
　1. MPO-ANCA 陽性
　2. CRP 陽性
　3. 蛋白尿・血尿，BUN，血清クレアチニン値の上昇
　4. 胸部 X 線所見：浸潤陰影（肺胞出血），間質性肺炎

(4) 判定
　確実（Definite）
　　(a) 主要症候の 2 項目以上を満たし，組織所見が陽性の例
　　(b) 主要症候の 1 および 2 を含め 2 項目以上を満たし，MPO-ANCA が陽性の例
　疑い（Probable）
　　(a) 主要症候の 3 項目以上を満たす例
　　(b) 主要症候の 1 項目と MPO-ANCA 陽性の例

(5) 鑑別診断
　1. 結節性多発動脈炎
　2. 多発血管炎性肉芽腫症（旧称：Wegener 肉芽腫症）
　3. 好酸球性多発血管炎性肉芽腫症（旧称：アレルギー性肉芽腫性血管炎 / Churg–Strauss 症候群）
　4. 川崎動脈炎
　5. 膠原病（SLE，RA など）
　6. IgA 血管炎（旧称：紫斑病血管炎）

【参考事項】

(1) 主要症候の出現する 1～2 週間前に先行感染（多くは上気道感染）を認める例が多い.

(2) 主要症候 1, 2 は約半数例で同時に, その他の例ではいずれか一方が先行する.

(3) 多くの例で MPO-ANCA の力価は疾患活動性と平行して変動する.

(4) 治療を早期に中止すると, 再発する例がある.

(5) 除外項目の諸疾患は壊死性血管炎を呈するが, 特徴的な症候と検査所見から鑑別できる.

　行う.

- 組織診断：中・小動脈の壊死性肉芽腫性血管炎の所見. 腎生検では, 免疫グロブリン沈着を伴わない半月体形成糸球体腎炎を特徴とする.
- 神経伝導速度：多発性単神経炎所見の評価
- 頭部 CT, 頭部 MRI：中枢神経障害による脳梗塞, 脳出血などの評価
- 眼科診察：上強膜炎の所見
- 耳鼻科診察：感音性難聴所見

8D-3. 治療

　GPA の治療に準じる [11][14][15].

　　　　　　　　　　　　　　　　　　　　[執筆者：西　健太朗]

文献

(1) Jennette JC et al. Arthritis Rheum. 2013; 65: 1–11.

(2) Ozen S et al. Ann Rheum Dis. 2010; 69: 798–806.

(3) Ozen S et al. Ann Rheum Dis. 2006; 65: 936–941.

(4) 難治性血管炎の医療水準・患者 QOL 向上に資する研

究班. 高安動脈炎（指定難病 40）. 難病情報センター.
2021. https://www.nanbyou.or.jp/entry/290

(5) 日本循環器学会. 血管炎症候群の診療ガイドライン
（2017 年改訂版）. 2017: 9–28. https://www.j-circ.or.jp/c
ms/wp-content/uploads/2020/02/JCS2017_isobe_h.pdf

(6) Kerr GS et al. Ann Intern Med. 1994; 120: 919–929.

(7) Dolezalova P et al. Ann Rheu Dis. 2013; 72: 1628–1633.

(8) Misra R et al. Rheumatology. 2013; 52: 1795–1801.

(9) Watanabe Y et al. Circulation. 2015; 132: 1701–1709.

(10) Goel R et al. Paediatr Drugs. 2019; 21: 81–93.

(11) Ishikawa K et al. Circulation. 1994; 90: 1855–1860.

(12) 難治性血管炎の医療水準・患者 QOL 向上に資する研
究班. 結節性多発動脈炎（指定難病 42）. 難病情報セン
ター. 2021. https://www.nanbyou.or.jp/entry/244

(13) 難治性血管炎の医療水準・患者 QOL 向上に資する研究
班. 多発血管炎性肉芽腫症（指定難病 44）. 難病情報セン
ター. 2021. https://www.nanbyou.or.jp/entry/4012

(14) 成田一衛ほか. エビデンスに基づく急速進行性腎炎症候
群 RPGN 診療ガイドライン 2020. 東京医学社, 2020：
60–69.

(15) 有村義宏ほか. ANCA 関連血管炎診療ガイドライン
2017. 診断と治療社, 2017：78–92.

(16) 難治性血管炎の医療水準・患者 QOL 向上に資する研究
班. 顕微鏡的多発血管炎（指定難病 43）. 難病情報セン
ター. 2021. https://www.nanbyou.or.jp/entry/245

9. 血管炎症候群 2（川崎病，IgA 血管炎）

9A. 川崎病

- 川崎病（Kawasaki Disease：KD）は，乳幼児に好発する原因不明の血管炎である.
- 中型血管炎であり，冠動脈病変を引き起こす.
- 1〜5 歳が好発年齢
- 先進国における小児後天性心疾患の最大の原因である.
- 感染症（ウイルス，細菌性スーパー抗原，自然免疫応答など）トリガー説あり
- KD 罹患と冠動脈病変形成のリスクに影響を与える複数の遺伝子が同定されている.

9A-1. 診断基準

　診断には本邦で作成されている「川崎病診断の手引き」を用いる. 本書刊行時点では改訂第 6 版（表 9-1[(1)]，参考条項・備考についても文献 [(1)] を参照）が最新だが，定期的に改訂されているため，最新のものを使用する.

9A-2. 臨床症状

9A-2-1. まずは診断基準の主要症状を確認しよう

　主要症状が 2 つ以上当てはまるときは川崎病不全型の可能性も考えて十分な鑑別診断を行う.

●**表9-1　川崎病の主要症状**

1. 発熱
2. 両側眼球結膜の充血
3. 口唇，口腔所見
4. 発疹（BCG 接種痕の発赤を含む）
5. 四肢末端の変化：
　（急性期）手足の硬性浮腫，手掌足底または指趾先端の紅斑
　（回復期）指先からの膜様落屑
6. 急性期における非化膿性頚部リンパ節腫脹

【主要症状補足】

a. 6つの主要症状のうち，経過中に5症状以上を呈する場合は，川崎病と診断する.

b. 4主要症状しか認められなくても，他の疾患が否定され，経過中に断層心エコー法で冠動脈病変（内径のZスコア＋2.5以上，または実測値で5歳未満3.0 mm以上，5歳以上4.0 mm以上）を呈する場合は，川崎病と診断する.

c. 3主要症状しか認められなくても，他の疾患が否定され，冠動脈病変を呈する場合は，不全型川崎病と診断する.

d. 主要症状が3または4症状で冠動脈病変を呈さないが，他の疾患が否定され，参考条項から川崎病がもっとも考えられる場合は，不全型川崎病と診断する.

e. 2主要症状以下の場合には，特に十分な鑑別診断を行ったうえで，不全型川崎病の可能性を検討する.

　（参考条項・備考については文献(1)を参照）

鑑別：アデノウイルスやエンテロウイルス等のウイルス感染症，溶連菌やブドウ球菌等の細菌感染症，膠原病リウマチ疾患など

9A-2-2. こんな症状にも注意しよう

よくみられる症状：不機嫌，関節炎（発症時と遅発性ともにあり），胃腸炎（腹痛，嘔吐，下痢），胆嚢腫大，ぶどう膜炎，2〜3 週間後の指先からの表皮剥離

9A-3. 検査

診断と合併症の有無確認のための検査と，鑑別のための検査を行う．

9A-3-1. まずはこの検査をオーダーしよう

- 血液検査：血算（白血球数，白血球分画，赤血球数，ヘモグロビン，ヘマトクリット，血小板数），炎症反応（CRP，赤沈），蛋白（TP, Alb），肝逸脱酵素（AST, ALT, LDH），胆道系酵素（T-Bil, D-Bil），電解質（Na, K, Cl, Ca, P），腎機能（BUN, Cr），凝固線溶系（PT, APTT, フィブリノゲン, FDP, D ダイマー），筋原性酵素（CK），BNP，免疫グロブリン（IgG, IgA, IgM）
- 尿検査：尿定性，尿沈査
- 迅速検査：溶連菌，アデノウイルス
- 画像検査：胸部 X 線検査，心臓超音波検査（冠動脈含む），心電図検査

9A-3-2. こんな検査所見に注意しよう

よくみられる検査所見：赤沈・CRP の上昇，肝逸脱酵素の上昇（ALT, AST），BNP 上昇，白血球増多（左方移動あり），尿中白血球増加（無菌性），血小板増加（急性期から 2 週くら

いに出現し 4〜8 週で正常化），アルブミン低下，Na 低下，正球性貧血

9A-3-3. 必要に応じて検討しよう

- 血液検査：補体・抗核抗体などの自己抗体（膠原病リウマチ疾患の鑑別），MMP-3（関節炎があるとき），ウイルス抗体（ウイルス感染症を疑うとき）
- 細菌培養検査：咽頭または鼻腔・尿・血液（細菌感染を疑うとき）
- 画像検査：腹部 X 線検査・腹部超音波検査（腹痛や胃腸炎症状があるとき），頭部 CT・MRI（頭痛や項部硬直，意識障害があるとき）
- その他:髄液検査（頭痛や項部硬直，意識障害があるとき）

9A-4. 合併症

以下の合併症の有無に注意．出現した場合は速やかに診断を確定し，治療を開始する．川崎病の治療とともに全身管理と合併症に対する十分な治療を行う．

- 冠動脈病変：主に冠動脈瘤（coronary artery aneurysm：CAA）の形成．急性期から 4〜6 週間で形成されることが多い．リスクファクターは 1 歳未満または 9 歳以上，発熱の遷延，アジア系・ヒスパニック系人種，血小板減少，低 Na 血症
- 冠動脈病変以外の心合併症：心筋炎，心膜炎，心不全，弁膜症，不整脈
- 川崎病ショック症候群（Kawasaki Disease shock syndrome：KDSS）⇒ 16-6
- 麻痺性イレウス
- 意識障害（髄膜炎，脳炎，脳症）

- マクロファージ活性化症候群（macrophage activation syndrome：MAS）⇒ 16-2
- 播種性血管内凝固症候群（disseminated intravascular coagulation：DIC）

9A-5. 治療

　川崎病急性期治療のアルゴリズム（図 9-1[(2)]）に沿って進める．

9A-5-1. 治療時期

　冠動脈病変の合併を防ぐためには第 7 病日までに IVIG 治療を開始することが望ましい[(2)]．IVIG 不応例でも第 9 病日までに治療が奏効することを目指す．

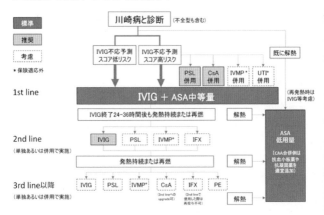

●図9-1　川崎病急性期治療のアルゴリズム

ASA：アスピリン，CsA：シクロスポリン，IFX：インフリキシマブ，IVIG：免疫グロブリン療法，IVMP：ステロイドパルス，PE：血漿交換，PSL：プレドニゾロン，UTI：ウリナスタチン

9A-5-2. 治療薬

(1) 免疫グロブリン大量療法（IVIG）

冠動脈瘤形成を抑制することが確認されている。推奨投与量 2 g/kg/日の単回投与。副作用に注意。また心機能低下患者の場合は増悪の可能性があるので注意する。

(2) アスピリン（ASA）

急性期の抗炎症作用，慢性期の抗血小板作用を目的に投与。中等量 30〜50 mg/kg/日（分 3）で開始し，解熱後 48〜72 時間で低用量 3〜5 mg/kg/日へ減量し，2〜3 か月投与。

(3) ステロイド（IVMP, PSL）

強力な抗炎症作用で血管炎を鎮静化し，冠動脈病変を抑制することを目的に投与。ステロイド投与中は体温や CRP 値などの変化により再燃の判断が難しい場合があるため注意。ステロイド併用により，冠動脈瘤形成リスクが下がることが報告されている。ただし病日が進むと効果がないことも報告されているので，使用時期に注意する。

PSL は IVIG 不応例予測スコア（表 9-2[(2)]）の Kobayashi スコア 5 点以上の例に対し，初期治療から 2 mg/kg/日で併用することが多い。CRP が陰性化して再燃兆候がなければ 1 mg/kg/日 × 5 日間→0.5 mg/kg/日 × 5 日間→中止とする。

IVMP は IVIG 不応例への追加治療や IVIG 不応が予測される重症例に用いられる。30 mg/kg を 2〜3 時間かけて 1 日 1 回投与する。初回治療との併用では 1 日投与のみが多く，IVIG 不応例に対しては 1〜3 日間投与されている。KD には保険適用外である。

(4) シクロスポリン（CsA）

カルシニューリンの阻害により炎症性サイトカインを抑制。IVIG 不応予測例や不応例に投与。初期治療に CsA を加えると

●表9-2　代表的なIVIG不応例予測スコア

1. Kobayashi （群馬）スコア：5点以上；感度76%，特異度80%	
閾値	**点数**
血清ナトリウム 133 mmol/L 以下	2 点
治療開始（診断）病日　第 4 病日以前	2 点
AST 100 U/L 以上	2 点
好中球比率 80% 以上	2 点
CRP 10 mg/dL 以上	1 点
血小板数 30.0 × 10⁴/ μ L	1 点
月齢 12 か月以下	1 点
2. Egami （久留米）スコア：3点以上；感度78%，特異度76%	
閾値	**点数**
ALT 80 U/L 以上	2 点
治療開始（診断）病日　第 4 病日以前	1 点
CRP 8 mg/dL 以上	1 点
血小板数 30.0 × 10⁴/ μ L 以下	1 点
月齢 6 か月以下	1 点
3. Sano （大阪）スコア：2点以上；感度77%，特異度86%	
閾値	**点数**
AST 200 U/L 以上	1 点
総ビリルビン 0.9 mg/dL 以上	1 点
CRP 7 mg/dL 以上	1 点

冠動脈瘤形成リスクを下げるという報告あり．5 mg/kg/日分2食前で投与し3日目からトラフ値60〜200 mg/mL を目標に調整．CRP 陰性化または10〜14日間を目安として漸減中止．静注（3〜4 mg/kg/日（分2）または3 mg/kg/日の持続投与）の報告もあり．内服は血中濃度安定のために食前投与が推奨．

(5) インフリキシマブ（IFX）

　TNF-αの抑制により炎症経路を抑制し，血管炎を鎮静化．IVIG 追加にも不応の例など，3rd line 以降の使用が主である．第9病日以内の投与が望ましい．20%で IFX 不応がある．投与量は5 mg/kg で，2時間以上かけて単回投与する．

(6) その他の治療

- 血漿交換療法：炎症性サイトカインやケモカインの除去．IVIG 不応例が適応だが侵襲性が高いためステロイドや IFX を含めた標準治療で効果が得られない場合に行う．
- ウリナスタチン：好中球から放出される蛋白分解酵素や炎症性サイトカインを抑制．併用によって冠動脈瘤形成リスクが低下．保険適用外．初期治療時の IVIG との併用や不応例への併用がある．小児用量は確立されていないが5000単位/kg/回を1日3〜6回投与（最高30万単位/日）が多い．

9A-6 予後

- 急性期の致死率は0.1%未満である．
- 再発率は3〜4%，同胞例は1〜2%
- 未治療での冠動脈瘤形成率は25%程度だが，治療によって2〜3%まで減少する．
- 冠動脈瘤形成例では，血栓や閉塞，狭窄，弁膜症，不整脈，動脈硬化，心筋梗塞（瘤が8 mm 以上の場合）のリスクがある．

9B. IgA 血管炎

- IgA 血管炎（IgA vasculitis：IgAV，Henoch–Scholein purpura：HSP）とは，IgA 型免疫複合体が関与する血管炎で，小型血管炎の中の免疫複合体性血管炎である．
- 小児で最も多い血管炎である．
- ほとんど 10 歳以下に起こり 4～6 歳をピークとする．
- 血管壁に IgA1 を主体とする免疫複合体の沈着を認める，白血球破砕性血管炎である．
- 呼吸器感染症の後に起こることがよくあり，A 群溶連菌感染が多い．

9B-1. 診断基準

　EULAR/PRINTO/PRES の小児 HSP 分類基準（表 9-3[(3)]）は研究目的で作成されたものだが，診断目的にもよく使用される．

9B-2. 臨床症状

- 紫斑（100%）：2～10 mm で触知可能，主に下肢に集中．必発だが 40%程度の症例で関節炎や腹痛が先行する．
- 関節炎（75%）：膝，足首に多く，有痛性の浮腫を伴うことあり．
- 消化器症状（50～75%）：腹痛，腸重積症を含む．
- 腎病変（30～50%）：一番多いのは顕微鏡的血尿，25%に血尿を伴う蛋白尿あり，5%はネフローゼ症候群を呈する．腎病変は発症時にはみられない可能性があり，多くは発症後 4 週以内に起こるが，血圧と尿検査は発症後 6 か月の間

●表9-3　EULAR/PRINTO/PRESの小児HSP分類（2008年）

触知可能な紫斑または点状出血が下肢優位に次々に出現する*，ただし血小板減少性紫斑病によらない
さらに以下の4つのうち1つが存在する： ・腹痛：急性発症の腹痛，腸重積症と消化管出血を含む ・病理所見： 　　皮膚生検にて IgA の優位な沈着を伴う典型的な白血球破砕性血管炎 　　　　または 　　腎生検にて IgA の優位な沈着を伴う増殖性腎炎 ・関節炎・関節痛： 　　可動域制限を伴う関節腫脹か関節痛を伴う急性発症の関節炎 　　　　または 　　関節腫脹と可動域制限を伴わない急性発症の関節痛 ・腎病変： 　　一日尿蛋白量 > 0.3 g または早朝尿 Alb/Cr > 30 mmol/mg，尿沈査にて赤血球数 >5 個 /HPF の血尿または赤血球円柱，尿試験紙法で尿潜血 2+ 以上

* 紫斑が非典型的であれば IgA 沈着の確認が必要

はモニターすべきである.

9B-3. 検査

9B-3-1. まずはこの検査をオーダーしよう

- 血液検査：血算（白血球数，白血球分画，赤血球数，ヘモグロビン，ヘマトクリット，血小板数），炎症反応（CRP，赤沈），蛋白（TP, Alb），肝逸脱酵素（AST, ALT, LDH），胆道系酵素（T-Bil），電解質（Na, K, Cl），腎機能（BUN, Cr），凝固線溶系（PT, APTT, Fbg, FDP, D ダイマー），免疫グロブリン（IgG, IgA, IgM）
- 尿検査：尿定性，尿沈査，尿生化（蛋白，クレアチニン）
- 画像検査：腹部レントゲン検査，腹部超音波検査

9B-3-2. こんな検査所見に注意しよう

- 診断のための特異的なマーカーはない.
- 白血球増加，血小板増加，赤沈亢進や CRP 上昇がみられることあり.
- PT, APTT は正常，血小板減少を認めない.
- 皮膚や腎臓の生検は必要に応じて行う.
- 皮膚生検：臨床所見から診断が困難な場合は考慮する.
- 腎生検：基準に確立したものはないが，発症早期から腎傷害がある場合は速やかに行う. またネフローゼ症候群を 1 か月以上呈する例も早期に行うことが望ましい.

9B-4. 治療

補助療法が中心となる.

（1）非ステロイド性抗炎症薬（NSAIDs）

- 関節痛には対して使用する. 主にアセトアミノフェン，イブプロフェンを体重に合わせた標準量で頓用または定時にて使用する.

（2）ステロイド（PSL）

- 消化器症状の重症度と期間を軽減させる可能性がある. PSL 1〜2 mg/kg/日を 1 週間投与し，2〜3 週間かけて漸減中止することが多い.
- ステロイド投与による腎炎発症予防効果のエビデンスはない.
- ステロイド投与による IgAV 再発抑制効果はないとされる.

(3) 血管強化薬

- 紫斑に対してカルバゾクロムやトラネキサム酸などの血管強化薬が投与されることがある.

(4) その他の治療

- 発症した腎炎に対してはステロイドが有効である. ネフローゼや急性腎傷害を呈する例, 腎組織で半月体形成性腎炎を呈する例には, ステロイドパルス療法やシクロスポリン, ミコフェノール酸モフェチル, シクロホスファミドなどの免疫抑制薬投与を行う (小児紫斑病性腎炎 ISKDC 分類および糸球体腎炎のための KDIGO 診療ガイドラインを参考とする).

9B-5. 予後

- 基本的に自然治癒が期待できる疾患であり, 4 週間程度で改善する.
- 約 3 分の 1 の症例で再発がみられる.
- 長期予後は腎炎の重症度による. 全症例のうち 1〜3%が末期腎不全に進展する. ネフローゼを呈した例や腎組織で 50%以上の半月体形成を呈した例は予後が悪く, ネフローゼ症例では最大で 20%程度が末期腎不全となるという報告がある.

[執筆者：田中絵里子]

文献

(1) 日本川崎病学会ほか. 川崎病診断の手引き改訂第 6 版. 2019. http://www.jskd.jp/info/pdf/tebiki201906.pdf
(2) 日本小児循環器学会学術委員会川崎病急性期治療ガイド

ライン作成委員会. Ped Cardiol Card Surr. 2020; 36(S1): S1.1–S1.29.

(3) Ozen S et al. Ann Rheum Dis 2010; 69: 798–806.

(4) 伊藤秀一, 森　雅亮監・日本小児リウマチ学会編. 小児リウマチ学. 朝倉書店, 2020.

(5) Kobayashi T et al. Lancet. 2012; 379: 1613–1620.

(6) Hamada H et al. Lancet. 2019; 393: 1128–1137.

(7) Alkhater SA et al. Int J Clin Pract. 2021; 75: e13930.

(8) Schnabel A et al. Front Pediatr. 2019; 6: 421.

10. 若年性特発性炎症性筋症

10A. 若年性皮膚筋炎

- 若年性皮膚筋炎（juvenile dermatomyositis：JDM）は，血管内皮障害をベースとした特徴的な皮膚症状と筋力低下を呈する自己免疫性の筋症である．

10A-1. 診断・分類基準

　日本の小児慢性特定疾病の改訂診断基準（表 10-1[(1)]）は，抗 Jo-1 抗体に限らず筋炎特異的自己抗体陽性を項目に含み，皮膚症状，筋症状の有無によって JDM，無症候性若年性皮膚筋炎（clinically amyopathic JDM：CAJDM），若年性多発筋炎（juvenile polymyositis：JPM）の診断が可能である．

　EULAR/ACR 分類基準（表 10-2[(2)]）は診断基準ではないが，臨床研究において診断を区別する際に用いられる，成人と小児で共通して使用できる炎症性特発性筋症の国際基準である．この基準は当てはまる項目の合計点で，Definite, Probable, Possible と分けられる．この分類基準で Definite, Probable に該当し，18 歳未満で発症し皮膚所見を 1 つでも満たせば JDM，皮膚所見を 1 つも満たさなければ JDM 以外の若年性筋炎とする．

10A-2. 臨床症状

●表10-1　小児慢性特定疾病の改訂診断基準

1.	皮膚症状： 　a. ヘリオトロープ疹 　　（両側又は片側の眼瞼部の紫紅色浮腫性紅斑） 　b. ゴットロンの徴候 　　（手指関節背面の角質増殖や皮膚萎縮を伴う紫紅色紅斑） 　c. 四肢伸側の紅斑 　　（肘，膝関節などの背面の軽度隆起性の紫紅色紅斑） 　d. 皮膚生検で皮膚筋炎に一致する所見
2.	筋症状：上肢または下肢の近位筋の筋力低下
3.	画像診断：MRI で筋炎を示す所見 (T2 強調 / 脂肪抑制画像で高信号，T1 強調画像で正常)
4.	生化学的検査：血清中筋原性酵素（クレアチンキナーゼまたはアルドラーゼの上昇）
5.	免疫学的検査：筋炎特異的自己抗体陽性
6.	病理組織学的検査：筋生検で筋炎の病理所見（筋線維の変性および細胞浸潤）

皮膚筋炎：　1 の a~c の 1 項目以上と 2 を満たし，かつ 3~6 のうち 2 項目以上を満たすもの

無筋症性皮膚筋炎：　1 の a~c を 1 項目以上満たし d に合致した場合 2~6 は満たさなくてもよい

多発性筋炎：　2 を満たし，3~6 の 2 項目以上を満たすもの

●表10-2　EULAR/ACR 分類基準

評価項目		スコア	
		筋生検なし	筋生検あり
発症年齢	初発症状出現時が 18 歳以上，40 歳未満	1.3	1.5
	初発症状出現時 40 歳以上	2.1	2.2
筋所見	進行性の上肢近位筋の客観的な対称性の筋力低下	0.7	0.7
	進行性の下肢近位筋の客観的な対称性の筋力低下	0.8	0.5
	頚部伸筋より頚部屈筋の相対的な筋力低下	1.9	1.6
	下肢遠位筋より下肢近位筋の相対的な筋力低下	0.9	1.2
皮膚所見	ヘリオトロープ疹あり	3.1	3.2
	Gottron 丘疹あり	2.1	2.7
	Gottron 徴候あり	3.3	3.7
他の臨床所見	嚥下障害もしくは食道運動障害	0.7	0.6
検査所見	血清 CK, LDH, AST, ALT の上昇	1.3	1.4
	抗 Jo-1 抗体陽性	3.9	3.8
筋病理所見	筋線維周囲の単核球浸潤（筋線維内には認めない）	—	1.7
	筋線維周囲あるいは血管周囲の単核球浸潤	—	1.2
	筋線維束周辺部の萎縮	—	1.9
	縁取り空胞	—	3.1
合計スコア	Definite	≥7.5	≥8.7
	Probable	≥5.5	≥6.7
	Possible	≥5.3	≥6.5

10A-2-1. この症状があったら皮膚筋炎を疑おう

- 四肢近位筋，頚部や体幹の筋に優位な左右対称性の筋力低下
- ヘリオトロープ疹（眼瞼の左右対称性の紫色皮疹）
- Gottron 皮疹（膝，肘，手指関節伸側に左右対称性の暗赤色の落屑を伴う紅斑）
- 頬部紅斑，V 徴候（首から前胸部にかけての V 字型の紅斑），ショール徴候（後頚部から肩にかけての紅斑）

10A-2-2. こんな症状にも注意しよう

- 多型皮膚萎縮（poikiloderma），光線過敏，Raynaud 現象を認めることがある．
- 重症例では，嚥下障害，発声障害，呼吸障害をきたすことがある．
- 一方で筋力低下が軽微，もしくは全く認めない無症候性の症例もある．
- 発熱，易疲労性，関節炎，消化管症状を認めやすい．
- 心筋障害，マクロファージ活性化症候群は稀だが，注意を要する．

10A-3. 検査

　筋力評価，血液検査，CT，MRI，必要に応じて筋生検を用いて診断する．

10A-3-1. まずはこの検査をオーダーしよう

(1) 筋力評価

- 徒手筋力テスト 8（MMT-8）：8 か所の MMT を測定し，評価する（頚部屈筋，三角筋，上腕二頭筋，大殿筋，中殿

筋, 大腿四頭筋, 手首伸筋, 足首背屈筋).

(2) 血液検査

- 筋原性酵素：アルドラーゼ, クレアチンキナーゼ, AST, ALT, LDH
- 血算：白血球数, 赤血球数, ヘモグロビン, ヘマトクリット, 血小板数
- 炎症反応：CRP, 赤沈
- 凝固線溶系：FDP, D ダイマー, von Willebrand 因子

(3) 画像検査

- 筋 MRI：筋肉量の多い殿部から大腿を撮影し, T2 強調画像, 脂肪抑制, FLAIR 画像で筋肉および皮下組織の浮腫・炎症所見を評価する.

10A-3-2. 診断が確定したら追加で確認しよう

- 小児筋炎評価尺度（CMAS）[3]：14 項目の指標, 52 点満点で評価する. 日本小児リウマチ学会のホームページに, 簡易に計算できる支援ツールが掲載されている[4].
- 自己抗体：抗核抗体, 筋炎特異自己抗体（表 10-3[5]）, 筋炎関連自己抗体
- 感染症：免疫抑制剤を使用するため, 各種感染症のスクリーニング検査
- 間質性肺炎のマーカー：KL-6
- 胸部 CT：間質性肺炎の合併の有無の評価目的で行う.

10A-3-3. 診断がはっきりしない場合は検討しよう

- 爪郭部毛細血管顕微鏡/ダーモスコープ：爪上皮毛細血管の蛇行や拡張が確認できる
- 筋生検：筋束周辺筋線維萎縮, 血管周囲の細胞浸潤, 血管内皮細胞障害, 微小血栓, 筋線維の大小不同, 壊死を認める. 症状と他の検査で診断が確実なら必須ではない. 行う

●表10-3　筋炎特異自己抗体別の特徴

抗体	頻度(%)	臨床像
抗 P155/140(TIF-1) 抗体 *	23~30	重度の皮膚症状, 光線過敏, 皮膚潰瘍, 慢性経過
抗 NXP-2(MJ) 抗体	20~25	重度の筋力低下, 筋萎縮, 関節拘縮, 皮下石灰化
抗 CADM-140(MDA5) 抗体 *	7~32	筋力低下は目立たない, 急速進行性間質性肺炎, 関節炎, 皮膚潰瘍, 肝逸脱酵素上昇
抗 ARS 抗体 *	2~6	機械工の手, 発熱, 関節症状, Raynaud 症状, 慢性間質性肺炎
抗 Mi-2 抗体 *	2~13	典型的な皮疹, 中等度の筋力低下, 高 CK 血症
抗 SRP 抗体 **	1	高 CK 血症, 重度の筋力低下, 筋萎縮, 治療抵抗性
抗 HMGCR 抗体 **	1	高 CK 血症, 重度の近位・遠位の筋力低下, 筋萎縮, 治療抵抗性

* 保険適用, ** 多発性筋炎, 免疫介在性壊死性筋症で認める

場合は，MRI で炎症部位を同定してから行う.

10A-4. 合併症

10A-4-1. 間質性肺炎

- 発症初期から合併することがある.
- 急速進行性のものは予後が悪いため，診断初期に胸部 CT で確認する.
- 抗 MDA5 抗体陽性例では急速進行性間質性肺炎を合併し，急速に呼吸困難が進行する.

10A-4-2. 皮下石灰化

- 成人より JDM に特に多く，発症後 3 年程度で約 30% の症例に合併する.
- 治療抵抗例，抗 MJ 抗体陽性例に多い.

10A-5. 治療

- 治療アルゴリズムを参照（図 10-1[(6)]）
- 初期治療はメチルプレドニゾロンパルス療法（1〜3 クール）で開始する.
- プレドニゾロン 0.7〜1 mg/kg/日で後療法を開始し症状に応じて減量する.
- MTX，シクロスポリンを早期より併用しなるべく早くプレドニゾロンを減量する（JDM に対して保険適用はない）.
- 治療抵抗例には，タクロリムス，アザチオプリン，ミコフェノール酸モフェチル（保険適用なし），免疫グロブリン大量療法，シクロホスファミドパルス療法の使用を考慮

する.

- 皮膚症状は皮膚科医と相談の上, 糖質コルチコイド軟膏, タクロリムス軟膏を用いる.
- 筋力維持のための理学療法, 紫外線暴露予防の日焼け止め, 糖質コルチコイド使用による合併症予防も重要である.

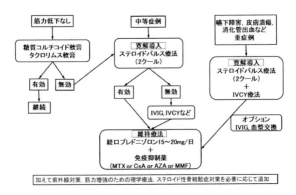

●図10-1　若年性皮膚筋炎の治療アルゴリズム

10A-6. 予後

- 成人皮膚筋炎と比較し drug free 寛解が達成できる可能性が高いが, 数年を要する.
- 重篤な機能障害を残す頻度は少ないが, 間質性肺炎による呼吸不全は死亡に至る可能性があり, 注意を要する合併症である.
- 成人の皮膚筋炎で認める悪性腫瘍との関連は小児でははっきりしていない.

10B. 若年性多発性筋炎

- 若年性多発性筋炎（juvenile polymyositis：JPM）は，小児では稀である．
- 近位および遠位の筋力低下が特徴で，筋力低下は JDM よりも重度である．
- 関連する皮膚所見はなく，爪上皮毛細血管の異常も認めない．
- 治療抵抗性であることが多い．

［執筆者：岸　崇之］

文献

(1) 日本小児リウマチ学会. 皮膚筋炎／多発性筋炎診断の手引き. 小児慢性特定疾病情報センター. 2014. https://www.shouman.jp/disease/instructions/06_01_003/

(2) Lundberg IE et al. Ann Rheum Dis. 2017; 76: 1955–1964.

(3) Lovell DJ et al. Arthritis Rheum. 1999; 42: 2213–2219.

(4) 日本小児リウマチ学会. 診療支援ツール：Childhood Myositis Assessment Scale (CMAS). http://www.praj.jp/activities/CMAS.html

(5) Pilkington CA et al. Petty RE et al. eds. Textbook of Pediatric Rheumatology 8th ed. Elsevier, 2020: 360–376.

(6) 厚生労働科学研究費補助金難治性疾患等政策研究事業　若年性特発性関節炎を主とした小児リウマチ性疾患の診断基準・重症度分類の標準化とエビデンスに基づいたガイドラインの策定に関する研究班　若年性皮膚筋炎分担班編. 若年性皮膚筋炎診療の手引き 2018 年版. 羊土社, 2018.

11. 強皮症

- 強皮症（scleroderma）は皮膚硬化をはじめとした全身臓器の線維化を特徴とする原因不明の慢性炎症性疾患である[1]（表 11-1[2]）.

11A. 全身性強皮症

- 左右対称性の皮膚肥厚または硬化および臓器の線維化を特徴とする小児の稀な自己免疫疾患
- 8 歳までは発症年齢の男女差はなく，8 歳以降は男女比 1:3
- 小児患者の 90％はびまん皮膚硬化型であり，10％は限局皮膚硬化型（以前の CREST 症候群–石灰沈着，Raynaud 現象，食道蠕動障害，手指硬化症，および毛細血管拡張症）

11A-1. 診断・分類基準

- 診断基準は小児慢性特定疾病や指定難病に認定される際に参考となる基準であり，分類基準は研究などの際に特定の疾患を効率よく分類するための基準である（表 11-2〜11-4[3]–[6]）. いずれの基準も臨床で診断，治療するための基準ではないため，個々の症例で病態を把握し，総合的に診断する必要がある.

11A-2. 臨床症状

●表11-1　強皮症および強皮症様疾患の分類

全身性強皮症（systemic sclerosis）（11A 参照）
びまん皮膚硬化型＊（diffuse cutaneous） 限局皮膚硬化型＊＊（limited cutaneous） オーバーラップ症候群（overlap syndromes）
モルフィア（morphea）／限局性強皮症（localized scleroderma）（11B 参照）
斑状強皮症（circumscribed morphea） 線状強皮症（linear scleroderma） 汎発型限局性強皮症（generalized morphea） 進行性かつ病変が深部に及ぶ限局性強皮症 (pansclerotic morphea) ２つ以上の病型を合併する限局性強皮症 (mixed morphea)
強皮症様疾患（scleroderma-like diseases）
GVHD（移植片対宿主病） 薬剤性または中毒性（L- トリプトファン，塩化ビニル，ブレオマイシンなど） 糖尿病性手関節症 フェニルケトン尿症 好酸球増多筋痛症候群 好酸球性筋膜炎 腎性全身性線維症 早老症

＊ 皮膚硬化が手関節と足関節を超えて近位まで広がり，体幹と顔の病変を伴うことを特徴とする．臓器の合併症および早期の臓器機能障害を伴うことがあり注意を要する．

＊＊ 限局的な皮膚全身性硬化症（以前の CREST 症候群 – 石灰沈着，Raynaud 現象，食道蠕動障害，強指症，および毛細血管拡張）は進行が遅いが，肺高血圧症の発症リスクが高い．

●表11-2　強皮症の診断基準（小児慢性特定疾病）*

1.　大基準：手指あるいは足趾を超える皮膚硬化[※1]

2.　小基準
　1) 手指あるいは足趾に限局する皮膚硬化
　2) 手指先端の陥凹性瘢痕，あるいは手指の萎縮[※2]
　3) 両側性肺基底部の線維症
　4) 抗トポイソメラーゼ I(Scl-70) 抗体，抗セントロメア抗体また
　　は抗 RNA ポリメラーゼ III 抗体陽性[※3]

3.　皮膚病理組織所見

Definite 例：　大基準，あるいは小基準 1) および 2) ～ 4) の 1 項
　　目以上を満たせば definite 例と診断する.

Probable 例：　大基準を認めるが小基準を満たさない症例で，強
　　皮症に特徴的な皮膚病理所見[※4]を認め，かつ以下の強皮症に類
　　似した疾患を除外[※5]できる例を probable 例と診断する.

※1：限局性強皮症（いわゆるモルフィア）を除外する.
※2：手指の循環障害によるもので，外傷などによるものを除く.
※3：自己抗体検査として抗 RNA ポリメラーゼ III 抗体が強皮症の診断に保
　　険収載となったため,厚生労働省強皮症調査研究班（2003）に本抗体
　　を追加した.
※4：強皮症に特徴的な病理所見：病期初期に認める真皮層の浮腫性変
　　化（浮腫期）と，病期の進行により真皮層の膠原線維束が太く緊密
　　化し，硬化局面を形成する（硬化期），さらに硬化期の後，硬化局
　　面が拡大進行，もしくは硬化局面が非薄化し萎縮する（萎縮期）で
　　ある.
※5：除外診断：腎性全身性線維症，全身性斑状強皮症，好酸球性筋膜炎，
　　糖尿病性浮腫性硬化症，硬化性粘膜水腫，紅痛症，ポルフィリン症，
　　硬化性苔癬，移植片対宿主病，糖尿病性手節症など限局性
　　強皮症と強皮症に類似した疾患.

* この分類基準は調査研究の母集団を揃えるための設定であり，実際には
　臨床現場の診断で使われているが診断基準ではない.

●表11-3　ACR/EULAR　全身性強皮症分類基準2013*

評価項目		スコア
皮膚の肥厚 **	中手指節（MCP）関節より近位まで広がる皮膚肥厚	9
	MCP 関節より遠位の手指全体の皮膚肥厚	4
	浮腫様の指	2
手指先端の病変 **	手指先端の皮膚潰瘍	2
	陥凹性瘢痕	3
毛細血管拡張所見		2
爪郭部毛細血管の異常		2
肺動脈性肺高血圧症，間質性肺病変		2
Raynaud 現象		3
強皮症関連特異抗体 抗セントロメア抗体，抗 Scl-70 抗体，抗 RNA ポリメラーゼ III 抗体		3
診断（Definite） 合計点		≥9

* この分類基準は調査研究の母集団を揃えるための設定であり，実際には臨床現場の診断で使われているが診断基準ではない.

** いずれか 1 項目（最高スコア）のみ加算.

●表11-4　PRES/ACR/EULAR　小児全身性強皮症暫定分類基準 2007*

大基準 （必須）	MCP 関節より近位の皮膚硬化 / 硬結	
小基準 （大基準に 加えて2つ 以上）	皮膚	手指硬化
	末梢血管	Raynaud 現象，爪郭部の毛細血管異常，指の先端の潰瘍
	胃腸	嚥下障害，胃食道逆流症
	心臓	不整脈，心不全
	腎臓	腎不全，新規発症の肺動脈性肺高血圧
	呼吸器	肺線維症，DL_{CO} の低下，肺動脈性肺高血圧
	神経	神経障害，手根管症候群
	筋骨格	腱摩擦音，関節炎，筋炎
	血清学的	抗核抗体，抗セントロメアおよび抗 Scl-70（抗トポイソメラーゼI）抗体を含む全身性強皮症特異抗体

* この分類基準は調査研究の母集団を揃えるための設定であり，実際には臨床現場の診断で使われているが診断基準ではない.

11A-2-1. この症状があったら強皮症を疑おう

(1) Raynaud 現象

- 小児の全身性強皮症ではよくみられる.
- 爪床血管の爪上皮出血点や毛細血管拡張・蛇行・消失などに関連
- 指尖陥凹瘢痕や手指短縮をきたす.

(2) 皮膚

- 非瘢痕性浮腫および/または皮膚硬化により手指の可動域制限を呈し，その後，皮膚は肥厚し関節拘縮をきたす（手指硬化症）
- 皮下の石灰沈着
- 毛細血管拡張症
- 異常な爪郭毛細血管

11A-2-2. こんな症状にも注意しよう

(1) 筋骨格

- 関節痛
- 多関節炎（貯留する関節液は少ない）
- 関節拘縮とそれによる皮膚の変化
- 無症候性筋炎（筋力低下は軽度で筋原性酵素の上昇はわずか）

(2) 消化器

- 病状悪化の主な原因
- 下部食道括約筋の機能不全による重度の胃食道逆流症（GERD）
- 消化管の運動障害は下痢を伴い，通過障害，細菌異常増殖，および消化吸収不全となる．重度の便秘や巨大結腸症

をきたすこともある.

(3) 呼吸器

- 主な死亡原因
- 肺高血圧（最も重篤）
- 間質性肺疾患（最も一般的，通常は両側肺底部）
- 炎症性肺胞炎（線維症に先行）

(4) 心血管

- 心膜炎（一般的に貯留する心嚢液は少ない）
- 心血管系の微小梗塞は，後に心筋症を引き起こす
- 不整脈（伝導系の線維症による）

(5) 腎 ⇒ 16-7

- ACE 阻害剤が使われる前は，病状悪化の主な原因であった.
- 腎血管障害は腎高血圧症を引き起こす（致死的なことがある）.
- 蛋白尿（時に高血圧症に先行する）
- 糸球体疾患は稀

(6) 神経

- 稀（三叉神経障害，手根管症候群など）

11A-3. 検査

11A-3-1. まずはこの検査をオーダーしよう

(1) 血液検査：全身炎症や組織障害の評価目的に行う

- 血算：白血球数，赤血球数，ヘモグロビン，ヘマトクリット，血小板数
- 生化学検査：炎症反応，肝胆道系酵素，腎機能，電解質，

蛋白，アルブミン，アミラーゼ，コレステロール，トリグ
リセリドなど

- 補体価（CH50，C3，C4），免疫グロブリン（IgG，IgM，IgA）
- 血清学的検査：診断・分類の補助として行う
  - 抗核抗体
  - リウマチ因子
  - 抗 Scl-70 抗体（抗トポイソメラーゼ 1，びまん皮膚硬化型に関連）
  - 抗セントロメア抗体
  - 抗 RNA ポリメラーゼ抗体

(2) 血圧と尿検査：腎障害を評価

11A-3-2. 診断が確定したら追加で確認しよう

(1) 肺高血圧の評価
  - 心電図
  - 心臓超音波
  - 心臓 MRI

(2) 肺病変（特に肺胞炎および間質性肺線維症の評価）
  - 胸部 X 線
  - 呼吸機能検査（DL_{CO} を含む）
  - 胸部高解像度 CT を使用した肺機能検査

(3) 胃食道逆流や消化管蠕動障害の検索
  - 上部消化管内視鏡検査
  - pH モニタリング
  - 腸管造影検査

11A-3-3. 診断がはっきりしない場合は検討しよう

(1) 皮膚科受診

- Total Skin Thickness Score：TSS（皮膚硬化の程度を評価）
- 皮膚生検

11A-4. 合併症

　他の小児リウマチ疾患を合併することがある．特に，全身性エリテマトーデス，若年性皮筋炎，混合性結合組織病の合併に注意を要する．

11A-5. 治療

(1) 支持療法

- Raynaud 現象：寒冷曝露，ストレス，カフェイン，ニコチンを避ける
- 消化管蠕動障害・GERD：多飲多食を避ける，胃の酸性度を悪化させる食品を避ける，食べた後はすぐに横にならずベッドの頭を上げる
- 理学療法と作業療法

(2) 対症療法

- GERD：プロトンポンプ阻害剤（例：オメプラゾール）
- Raynaud 現象：末梢血管拡張薬（例：ニフェジピン）
- 高血圧，腎疾患：ACE 阻害薬（例：エナラプリル）
- 肺高血圧症：エンドセリン-1 受容体拮抗薬（例：ボセンタン），プロスタサイクリン類似体（エポプロステノール）

(3) 全身療法

- 活動性皮膚疾患：メトトレキサートまたはミコフェノール酸モフェチル（MMF）
- 肺胞炎および間質性肺疾患：シクロホスファミド，MMF

およびコルチコステロイド
- 他の免疫調節薬は全身性強皮症の治療に有効性は明らかではない.
- 自家幹細胞移植は効果的であることが報告されており, 不可逆的な障害をきたす前であり, かつ発症から時間が経過しておらず, 重篤な患者がよい対象となる.

11A-6. 予後

- 臓器機能障害の程度に依存し, 病勢が安定するか進行するかが罹病期間と死亡率に関係する.
- 成人と比較して, 小児の生存率ははるかによい (5 年生存率は約 90%).

11B. 限局性強皮症

11B-1. 限局性強皮症の特徴

- モルフィアとは, 膠原線維の過剰な蓄積による皮膚と皮下の結合組織の硬化を伴う自己免疫疾患である.
- 小児の 25%は, 関節炎, ぶどう膜炎, 神経学的所見 (けいれん, 頭痛など), Raynaud 現象などの皮膚以外の症状を呈する.

(1) **斑状強皮症** (circumscribed morphea)
- 「プラークモルフィア」と呼ばれる表在性病変
- 表層および深部の真皮ならびに皮下組織の病変
- 初期の病変は, 活発な炎症を表し, 硬く, 薄い赤紫色のリングに囲まれた乳白色の楕円形の病変

- その後，萎縮，色素沈着（または稀に色素脱失），軟化する．
- 一般的には四肢よりも体幹に多い．

(2) 汎発型限局性強皮症 (generalized morphea)

- 4つ以上の独立した限局性病変が融合し，複数の部位に病変がある．
- 多くの場合，数か月にわたって急速に発症

(3) 線状強皮症 (linear scleroderma)

- 小児および若年成人で最も一般的なタイプ
- 顔，頭，体幹および/または四肢に広がる複数の線状病変（しばしばデルマトームに沿う）を特徴とする．
- 85%以上は片側性
- 関節の屈曲困難，四肢の萎縮，脚長差などの合併症あり
- 顔面の線状病変：頭蓋内病変，けいれん，ぶどう膜炎および歯牙の異常を伴うことがある

  – サーベル状切痕（en coup de sabre）：通常，顔または頭皮，額の病変で，脱毛症を伴うことが多い
  – パリー・ロンベルグ症候群（Parry-Romberg Syndrome）：進行性の片側性顔面萎縮：額から下に多い，より外観を損なう，表皮の病変はない．

(4) 進行性かつ病変が深部に及ぶ限局性強皮症 (pansclerotic morphea)

- 最も稀な病型であるが，最も障害が重い．
- 筋肉，腱，骨などの真皮下組織にまで及ぶ病変（四肢に多い）

(5) 2つ以上のタイプを合併する限局性強皮症 (mixed morphea)

- 2つ以上の病型が共存

11B-2. 診断

- 臨床的に診断されるが，他疾患の除外が必要な場合や病変の炎症病期を確認する場合に皮膚生検を行う.
- MRI は，深部病変の程度をみるのに有用である.

11B-3. 治療

- 局所：コルチコステロイド，カルシポトリオール（ビタミン D），イミキモド 5%，タクロリムス
- 全身性：コルチコステロイド，メトトレキサート，ミコフェノール酸モフェチル，シクロスポリン，難治性疾患では生物学的製剤を考慮
- その他：紫外線 A 波による光線療法
- 支持療法：理学療法，作業療法，心理社会的支援
- 顔面病変やアキレス腱の延長の手術

［執筆者：野村　滋］

文献

(1) The Hospital For Sick Children. A Resident's Guide to Pediatric Rheumatology 4th Revised Edition. 2019.

(2) Pilkington CA et al. Petty RE et al. eds. Textbook of Pediatric Rheumatology 8th ed. Elsevier, 2020: 360–376.

(3) 日本小児リウマチ学会. 強皮症診断の手引き. 小児慢性特定疾病情報センター. 2014. https://www.shouman.jp/disease/details/06_04_013/

(4) van den Hoogen F et al. Arthritis Rheum. 2013; 65: 2737–2747.

(5) van den Hoogen F et al. Ann Rheum Dis. 2013; 72: 1747–1755.

(6) Zulian F et al. Arthritis Rheum. 2007; 57: 203–212.

12. Sjogren 症候群

- Sjogren 症候群（Sjogren's Syndrome：SS）は，涙腺と唾液腺の障害による眼と口腔の乾燥を特徴とした全身性自己免疫疾患である．
- 小児では耳下腺腫脹または耳下腺炎を呈することが多い．
- 膠原病の合併がない特発性 SS と，全身性エリテマトーデスなどの膠原病に合併する続発性 SS がある．

12-1. 診断

表 12-1～12-3[1] のスコアリングをもとに，血清スコアの合計，および唾液腺スコアの合計，あるいは涙腺スコアの合計のいずれか高い方により，SS の診断および SS らしさを判定する（表 12-4[1]）．

●表12-1　血液検査所見によるスコアリング（血清スコア）

血液検査項目	基準	スコア
IgG 値	年齢の基準値の 97.5 パーセンタイル以上	1
抗核抗体	40~80 倍	1
	160 倍	2
	320 倍以上	3
リウマチ因子	15.0 U/L 以上	3
抗 SS-A/Ro 抗体または抗 SS-B/La 抗体いずれか	オクタロニー法 ≥1 倍，ELISA 陽性基準以上	6

●表12-2　唾液腺検査所見によるスコアリング（唾液腺スコア）

唾液腺検査	基準	スコア
1. 口唇小唾液腺生検	細胞浸潤を認めるが，フォーカス（導管周囲に 50 個以上の単核球浸潤）<1 個 /4 mm^2	1
	フォーカスを 4 mm^2 に 1 個以上認める	2
2. 耳下腺シアログラフィ	Rubin–Holt 分類の stage ≥ 1	2
3. 唾液腺シンチグラフィ	4 大唾液腺のいずれか 1 つ以上に取り込み低下または分泌の低下あり	1
4. 唾液腺分泌量の測定	Saxon テスト ≤ 2.0 g/2 分 または 安静時唾液分泌量 ≤ 1.5 mL/15 分 または ガムテスト ≤ 10 mL/10 分	1

●表12-3　涙腺検査所見によるスコアリング（涙腺スコア）

涙腺検査と基準	スコア
Schirmer テスト ≤ 5 mm/5 分　かつ ローズベンガルテストで van Bijsterveld スコア ≥ 3	2
Schirmer テスト ≤ 5 mm/5 分　かつ 蛍光色素試験で陽性	2
ACR スコア（角膜・結膜の染色）≥ 3	2

●表12-4　スコアリングによる判定

血清スコア（表12-1参照）	唾液腺スコアまたは涙腺スコア（表12-2, 12-3参照）		
	≥ 2	1	0
≥ 6	definite	probable	possible
5	probable	probable	possible
4	probable	probable	possible
3	probable	possible	needs follow-up
2	probable	possible	needs follow-up
1	possible	possible	needs follow-up
0	needs follow-up	needs follow-up	possibly non-SS

12-2. 臨床症状

12-2-1. この症状があったら Sjogren 症候群を疑おう

- 全身症状：発熱，倦怠感，リンパ節腫脹，朝のこわばり，原因不明の全身疼痛（不定愁訴をみたら SS を疑う）
- 腺症状：反復性耳下腺腫脹，う歯の増加，口腔の痛み，口内炎の反復，ラヌラ（がま腫），繰り返す目の充血，目の異物感・かゆみ，摂食時よく水を飲む，口臭，涙が出ない
- 腺外症状：関節痛・関節炎，環状紅斑などの皮疹，紫斑，Raynaud 症状
- 腺外臓器症状：無菌性髄膜炎，末梢神経炎，心筋炎，自己免疫性肝炎，高ガンマグロブリン血症性紫斑，血小板減少性紫斑，間質性腎炎，尿細管アシドーシス

12-2-2. 小児と成人の違い

- 98%が乾燥症状を訴える成人と比較して，乾燥感を訴える小児は少ない
- 小児においては乾燥症状に先立ち，腺外症状が出現することが多い

12-2-3. 全身評価

- 活動性評価に ESSDAI（EULAR Sjogren's Syndrome Disease Activity Index）が用いられる（表 12-5[(3)]）.
- ESSDAI の合計点数が 5 点未満：低疾患活動性，5〜13 点：中等度疾患活動性，14 点以上：高疾患活動性

●表12-5　ESSDAIの各領域と点数

領域 （ドメイン）	重み （係数）	活動性				点数（係数 ×活動性）
1. 健康状態	3	無 0	低 1	中 2		0~6 点
2. リンパ節腫脹およびリンパ腫	4	無 0	低 1	中 2	高 3	0~12 点
3. 腺症状	2	無 0	低 1	中 2		0~4 点
4. 関節症状	2	無 0	低 1	中 2	高 3	0~6 点
5. 皮膚症状	3	無 0	低 1	中 2	高 3	0~9 点
6. 肺病変	5	無 0	低 1	中 2	高 3	0~15 点
7. 腎病変	5	無 0	低 1	中 2	高 3	0~15 点
8. 筋症状	6	無 0	低 1	中 2	高 3	0~18 点
9. 末梢神経障害	5	無 0	低 1	中 2	高 3	0~15 点
10. 中枢神経障害	5	無 0		中 2	高 3	0~15 点
11. 血液障害	2	無 0	低 1	中 2	高 3	0~6 点
12. 生物学的所見	1	無 0	低 1	中 2		0~2 点
ESSDAI （合計点数）						0~123 点

12-3. 検査

　表 12-1〜12-4 にあるように血液検査，唾液腺検査，涙腺検査を用いて診断する．

12-3-1. この検査結果に注意しよう

(1) 血液検査

- 唾液腺腫脹のはっきりしない時期における唾液腺型アミラーゼ高値
- 年齢における 97.5 パーセンタイル以上の IgG 高値，あるいは高ガンマグロブリン血症
- 白血球減少，あるいはリンパ球減少
- 赤沈の亢進
- 抗 SS-A/Ro 抗体は陽性率が高いが特異性は低く，抗 SS-B/La 抗体は陽性率が低いが特異性が高い．

(2) 画像検査

- 口腔検査では吐唾法，Saxon テスト，ガムテスト，口腔腺生検が推奨されているが，小児では実施困難な場合も多いため，個別に検討する．
- 唾液腺エコーや唾液腺 MRI も評価に有用

12-4. 合併症

- 橋本病
- 他の膠原病：全身性エリテマトーデス，混合性結合組織病，多関節型若年性特発性関節炎など
- 線維筋痛症，慢性疲労症候群

12-5. 治療

- 腺症状には対症療法：眼症状には点眼（人工涙液，ジクア
  ホソルナトリウム，レバミピド），唾液腺障害にはムスカ
  リンレセプター刺激薬（ピロカルピン，セビメリン），気
  道粘液潤滑薬（ブロムヘキシン，アンブロキソールなど）
  内服など
- 眼科や歯科/口腔外科による定期フォロー
- 腺外症状には NSAIDs，糖質コルチコイド，ヒドロキシク
  ロロキン（保険適用外）が検討される．

12-6. 予後

- 生命予後は悪くないと考えられているが，小児 SS の長期
  予後は不明である．
- 成人では悪性リンパ腫，多発性骨髄腫などの血液腫瘍疾
  患，原発性胆汁性肝硬変，自己免疫性肝炎，肺動脈性肺高
  血圧症などが生命予後に関わるが，小児で合併した報告は
  少ない．

［執筆者：大西卓磨］

文献

(1) 冨板美奈子ほか．シェーグレン症候群．日本小児科学会
　　監・国立成育医療研究センター小児慢性特定疾病情報室
　　編：小児慢性特定疾病—診断の手引き．診断と治療社，
　　2016.
(2) 厚生労働科学研究費補助金難治性疾患等政策研究事業
　　若年性特発性関節炎を主とした小児リウマチ性疾患の診断

基準・重症度分類の標準化とエビデンスに基づいたガイド
ラインの策定に関する研究班　シェーグレン症候群分担班
編．小児期シェーグレン症候群診療の手引き 2018 年版.
羊土社，2018.

(3) 厚生労働科学研究費補助金難治性疾患等政策研究事業
自己免疫疾患に関する調査研究班編．シェーグレン症候群
診療ガイドライン 2017 年版．診断と治療社，2017.

(4) Tucker L et al. Petty RE et al. eds. Textbook of Pediatric
Rheumatology 8th ed. Elsevier, 2020: 417–426.

(5) 冨板美奈子．Sjogren 症候群（SS）．伊藤秀一，森　雅
亮監・日本小児リウマチ学会編．小児リウマチ学．朝倉
書店，2020：161–165.

13. Behçet 病

- Behçet 病（Behçet's Disease：BD）はあらゆる大きさの動脈や静脈に血管炎をきたし，口腔内潰瘍，外陰部潰瘍，皮膚症状，眼症状を特徴とした，増悪・寛解を繰り返す全身性炎症性疾患である．

13-1. 診断・分類基準

- いくつかの診断基準があり（表 13-1〜13-4[(1)–(4)]），本邦では厚生労働省ベーチェット病診断基準（2016 年小改訂）（表 13-1[(1)]）が用いられる．International Study Group for Behçet's Disease のものが国際的には広く用いられているが，小児においては有用性の検証はなされていない．
- 小児期に上記の診断・分類基準を満たすことは稀であり，これらの診断・分類基準のみで BD を否定すべきではない．

13-2. 臨床症状

13-2-1. この症状があったら Behçet 病を疑おう

- 臨床像は多様であり，非特異的なものが多い．
- 反復する口内炎のエピソードに加え，外陰部潰瘍，結節性紅斑，関節痛，腹部症状などの合併があった場合に疑う．
- 小児 BD では，成人例と比較して消化器症状（約 50%）の頻度が高く，眼症状（約 25%），外陰部潰瘍（約 50%）の

●表13-1　厚生労働省Behcet病診断基準（2016年小改訂）

(1) 主症状	
① 口腔粘膜の再発性アフタ性潰瘍	
② 皮膚症状	(a) 結節性紅斑様皮疹 (b) 皮下の血栓性静脈炎 (c) 毛嚢炎様皮疹，痤瘡様皮疹
③ 眼症状	(a) 虹彩毛様体炎 (b) 網膜ぶどう膜炎（網脈絡膜炎） (c) 以下の所見があれば (a)(b) に準じる. 　　(a) (b) を経過したと思われる虹彩後癒着，水晶体上色素沈着，網脈絡膜萎縮，視神経萎縮，併発白内障，続発緑内障，眼球癆
④ 外陰部潰瘍	

(2) 副症状
① 変形や硬直を伴わない関節炎
② 副睾丸炎
③ 回盲部潰瘍で代表される消化器病変
④ 血管病変
⑤ 中等度以上の中枢神経病変

(3) 病型診断のカテゴリー	
① 完全型	経過中に主症状のうち 4 項目が出現
② 不全型	(a) 経過中に症状 3 項目，あるいは主症状 2 項目と副症状の 2 項目が出現したもの (b) 経過中に定型的眼症状とその他の主症状 1 項目，あるいは副症状 2 項目が出現したもの
③ 疑い	主症状の一部が出現するが，不全型の条件を満たさないもの，および定型的な副症状が反復あるいは増悪するもの

④ 特殊型	完全型または不全型の基準を満たし，下のいずれかの病変を伴う場合
	(a) 腸管（型）Behcet 病 　　内視鏡で病変部位を確認する (b) 血管（型）Behcet 病 　　動脈瘤，動脈閉塞，深部静脈血栓症，肺塞栓のいずれかを確認する (c) 神経（型）Behcet 病 　　急性型（髄膜炎，脳幹脳炎など急激な炎症性病態）と慢性進行型（体幹失調，精神症状が緩徐に進行する）のいずれかを確認する

●表13-2　ISG (International Study Group for Behcet's disease) 診断基準 (1990年)

再発性口腔内潰瘍（大小問わない無菌性潰瘍，または疱疹状潰瘍が 3 回 / 年以上再発）
▶ 上記項目に加え，下から 2 項目以上で診断 　・再発性の外陰部潰瘍（アフタ性潰瘍） 　・眼病変（眼科医が観察したもので，前部・後部ぶどう膜炎，硝子体混濁，網膜血管炎） 　・皮膚症状（結節性紅斑，毛嚢炎様皮疹，丘疹性膿疱性病変，痤瘡様発疹） 　・針反応（一般的に前腕部の皮膚に 20~25 ゲージの針 5 mm を斜めに挿入して 24~48 時間後に発生する 2 mm 以上の大きさの皮膚丘疹）

●表13-3　ICBD (International Classification Criteria for Behcet's disease) 分類基準(2014年)

眼病変 (前部ぶどう膜炎，後部ぶどう膜炎，網膜血管炎)	2 点
外陰部潰瘍	2 点
口腔内アフタ性潰瘍	2 点
皮膚病変 (結節性紅斑，毛嚢炎様皮疹，皮膚潰瘍)	1 点
神経症状 (中枢・末梢)	1 点
血管病変 (動脈・静脈血栓症，静脈炎)	1 点
針反応陽性	参考所見
▶ 合計 4 点以上で診断	

●表13-4　PEDBD (The Pediatric Behcet Disease) Study 分類
基準 (2015年)

再発性口腔内アフタ性潰瘍	少なくとも年 3 回
外陰部潰瘍	一般的に瘢痕化を伴う
皮膚病変	毛包炎様皮疹，痤瘡様皮疹，結節性紅斑
眼病変	前部ぶどう膜炎，後部ぶどう膜炎，網膜血管炎
神経症状	孤発性の頭痛を除く
血管症状	静脈血栓症，動脈血栓症，動脈瘤
▶ 3/6 項目以上の合致で診断	

頻度は低い．

13-2-2. こんな症状にも注意しよう

- 過去の症状（病歴）：BD の臨床症状は数年にわたって現れることが多く（平均 7 年という報告もあり），病歴聴取は重要である．
- 口腔内アフタ性潰瘍：初発症状となることが多い．様々な間隔で再発し，瘢痕化をきたさず治癒する．
- 外陰部潰瘍：男児では陰茎亀頭，陰嚢，肛門周囲，女性では外陰部および腟に再発性の有痛性の潰瘍が生じる．口腔内アフタ性潰瘍の後に生じ，口腔潰瘍とは異なり瘢痕化して治癒することが一般的．
- 眼症状：小児 BD の約半数に生じる．女児より男児に多い．
- 神経症状：髄質性のものと非髄質性 （血管性）のものがある．神経学的症状がいくつか同時に起こることもある．小児 BD では，脳静脈洞血栓症が最も一般的である．
- 関節炎：50〜75％に生じる．通常は少関節だが，多関節のこともある．骨びらんや関節破壊をきたすことはない．
- 消化器症状：下痢や腹痛は増悪・改善を繰り返し，内視鏡では Crohn 病や潰瘍性大腸炎と組織学的に区別がつかな

い消化管病変をきたすこともある.

- 血管病変/血栓症:小児 BD では少ない(約10%)が,肺動脈血栓症は最も重篤な特徴の1つであり,死亡率が高い.
- 腎病変:小児 BD では稀だが,アミロイドーシスや糸球体腎症が一般的であり間質性腎炎の報告もある.

13-3. 検査

- BD に特異的な検査異常はない.症状に応じて適切な検査を選択する.

13-3-1. まずはこの検査をオーダーしよう

(1) 血液検査

- 血算:白血球数,赤血球数,ヘモグロビン,ヘマトクリット,血小板数
- 炎症反応:CRP,赤沈
- 凝固線溶系:FDP,D ダイマー,von Willebrand 因子
- 免疫系:IgG, IgD, 補体価

(2) 画像検査

- 血管病変:造影 CT 検査,血管造影検査
- 神経症状:頭部 MRI 検査
- 消化器症状:内視鏡検査

(3) 眼科診察

(4) 皮膚科診察

13-3-2. 診断がはっきりしない場合は検討しよう

- BD の鑑別疾患は多岐にわたり,注意深く鑑別を行うことが重要である.

- BD の家族歴，HLA-B51 陽性は診断の参考となる（保険適用外）.
- 自己炎症性疾患（PFAPA 症候群，A20 ハプロ不全症など）は，BD 初期もしくは不全型 BD との鑑別は困難である．疑われる場合には，遺伝子検査などを考慮する.

13-4. 合併症

- 精巣上体炎，血栓性静脈炎など

13-5. 治療

- 病変部位や重症度に応じた治療を行う（表 13-5）.
- 小児例に対する治療効果の比較検討はこれまでになく，成人 BD の推奨治療（本邦のガイドライン（2020 年），欧州リウマチ学会（EULAR）のガイドライン）に準じて行う.

13-6. 予後

- 時間とともに病勢が落ち着いていくことが多いが，完治することは少なく，生涯にわたって治療を要する.
- 致死的な病変としては，脳血管動脈や心臓血管の閉塞・瘤形成，肺出血，腸穿孔などがある．眼病変および中枢神経系の病変は機能障害が残りやすい.
- 貫通性外傷に対する炎症反応が過剰になるため，創傷治癒不良などの頻度が高くなる可能性がある.

［執筆者：川邊智宏］

●表13-5　薬物治療

	局所治療	全身治療
口内炎, 外陰部潰瘍	口腔内ケア, 外用 GC, ス ク ラ ル ファート *	コルヒチン, サリドマイド *, セファ ランチン *, イコサペント酸エチル, AZA*, IFX*, ジアフェニルスルホン *, アプレミ ラスト
眼病変	GC 点眼, 散 瞳薬, GC の 結膜下注射・ 硝子体注射	GC, AZA, CsA, IFN-α, MTX*, IFX, エタネルセプト *, ゲボキズマ ブ **
関節炎	GC 関節注射	コルヒチン, AZA, IFX
中枢神経	―	GC, AZA, MTX, CPA, IFX ※シクロスポリンは禁忌
消化器病変	―	GC, AZA, メサラジン, スルファ サラジン, ADA, IFX
血管症状	―	GC, AZA, CsA, MTX, CPA, IFX, 抗凝固療法 (ワルファリン)

GC：糖質コルチコイド, AZA：アザチオプリン, CsA：シクロスポリン,
MTX：メトトレキサート, CPA：シクロホスファミド, IFX：インフリキシ
マブ, ADA：アダリムマブ
* 本邦では保険適用外, ** 本邦では未承認

文献

(1) 厚生労働省難治性疾患政策研究事業 ベーチェット病に
関する調査研究班. 厚生労働省ベーチェット病診断基準
（2016 年小改訂）. 2016. https://www.nms-behcet.jp/pati
ent/behcet/standerd.html

(2) International Study Group for Behcet's Disease. Lancet.
1990; 335: 1078–1080.

(3) International Team for the Revision of the International
Criteria for Behcet's Disease (ITR-ICBD). J Eur Acad
Dermatol Venereol. 2014; 28: 338–347.

(4) Kone-Paut et al. Ann Rheum Dis. 2016; 75: 958–964.

14. 自己炎症性疾患

- 自己炎症性疾患とは，疾患特異的な臓器の炎症を主病態とする疾患で，遺伝子異常と病態との関連が認められる疾患群を狭義の自己炎症症候群と呼ぶ．それに該当しないものを広義の自己炎症性疾患と呼ぶ．
- 本章では，その中でも比較的頻度が高く，周期性発熱症候群に分別される疾患について説明する．
- 反復性あるいは周期性発熱症候群（表 14-1[(1)]）とは，6 か月以内に原因の特定できない発熱エピソードを 3 回以上繰り返し，間欠期は少なくとも 1 週間以上の無熱期間があることと定義されている．
- 発熱とともに眼，咽頭，消化管，皮膚，筋骨格，神経などの症状を合併することもある．
- 発熱間隔は定期的なこともあれば不定期なこともある．
- 一般的に，エピソードの間欠期では全身状態は良好な場合が多い．

14A. PFAPA

- 周期性発熱・アフタ性口内炎・咽頭炎・頚部リンパ節炎症候群（periodic fever, aphthous stomatitis, pharyngitis and adenitis：PFAPA）は，小児で最も頻度の多い周期性発熱症候群．
- 他の自己炎症性疾患とは異なり，遺伝学的関与や遺伝形式については知られていない．
- 典型的には 5 歳以前に発症し，5 年以内に自然寛解する．

●表14-1 主な周期性発熱症候群の臨床的特徴

特徴	PFAPA	CAPS			FMF	TRAPS	HIDS
		FCAS	MWS	NOMID			
発症年齢	<5歳	<1歳	<1歳が多い	出生時または新生児期	<20歳	<20歳	<1歳
有熱期間	3~6日	1~3日	1~3日以上	数時間以上	1~3日	1~4週	3~7日
発熱間隔	3~6週	多様	多様	数日	数週~数か月	数週~数か月	数週~数か月
皮疹	なし	蕁麻疹様	蕁麻疹様	蕁麻疹様	~40%で丹毒様	移動性紅斑	丘疹性紅斑
リンパ節腫脹	あり	典型的には なし	典型的には なし	典型的には なし	なし	典型的にはなし	あり
口内炎	あり	なし	なし	なし	なし	なし	起こりうる
腹痛	起こりうる	起こりうる	起こりうる	起こりうる	~95%であり	あり	あり（下痢を伴う場合もある）
筋骨格	関節痛	関節痛	関節痛 関節炎 ばち指	関節痛 関節炎 骨過形成 ばち指	筋痛 関節痛 関節炎	限局した筋痛 関節痛 関節炎	大関節の対称性 多関節痛 関節痛
漿膜炎	なし	なし	心膜炎（典型的ではない）	典型的には なし	腹膜炎 胸膜炎 心膜炎	胸膜炎 腹膜炎	なし

特徴	PFAPA	CAPS			FMF	TRAPS	HIDS
		FCAS	MWS	NOMID			
アミロイドーシス	なし	稀	無治療で30%に合併	合併しやすい	無治療で60%に合併	無治療で25%に合併	多くない(<5~10%)
その他	なし	結膜炎	結膜炎 強膜炎 感音性難聴	結膜炎 強膜炎 うっ血乳頭 慢性無菌性髄膜炎 感音性難聴	陰嚢水腫 陰嚢痛	眼窩周囲の浮腫 結膜炎 頭痛 陰嚢痛	頭痛
遺伝形式	なし	AD	AD	AD/de novo	AR	AD	AR
変異　染色体	なし	1q44			16p13	12p13	12q24
変異　遺伝子		NLRP3			MEFV	TNFRSF1A	MVK
変異　蛋白		クリオピリン			ピリン	TNF受容体P55	メバロン酸キナーゼ

AD：常染色体優性（顕性）遺伝，AR：常染色体劣性（潜性）遺伝

14A-1. 診断基準

PFAPA の診断には，Thomas らによって提唱された診断基準（表 14-2[2]）や，本邦で作成されたフローチャート（図14-1，文献[3] より一部改変）が用いられる.

●表14-2　1999年Thomasらによって提唱された PFAPAの診断基準

1. 5 歳までに発症する,周期的に繰り返す発熱
2. 上気道炎症状を欠き,次の少なくとも 1 つの臨床所見を有する
   a) アフタ性口内炎
   b) 頚部リンパ節炎
   c) 咽頭炎
3. 周期性好中球減少症を除外できる
4. 間欠期にはまったく症状を示さない
5. 正常な成長,精神運動発達

14A-2. 臨床症状

- 高熱エピソードを 3〜6 週ごとに周期的に繰り返す.
- 発熱持続期間は一般に 3〜6 日間
- アフタ性口内炎, 咽頭炎, 頚部リンパ節腫脹を特徴とする.
- 嘔気や嘔吐, 腹痛, 頭痛を伴うこともある.
- 咽頭培養は陰性

14A-3. 治療

- 発熱発作は自然軽快するため, 全身状態が良好な場合は無治療経過観察も可能である.

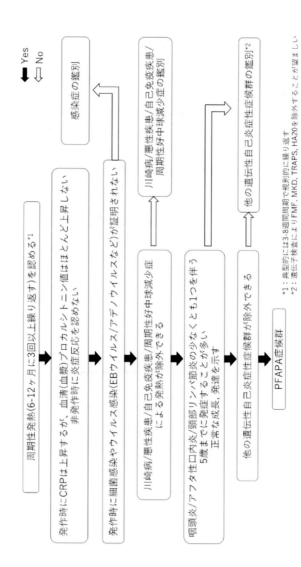

●図14-1　PFAPA診断フローチャート

周期性発熱(6-12ヶ月に3回以上繰り返す)を認める[*1]

発作時にCRPは上昇するが、血清(血漿)プロカルシトニン値はほとんど上昇しない
非発作時に炎症反応を認めない

発作時に細菌感染やウイルス感染(EBウイルス/アデノウイルスなど)が証明されない

川崎病/悪性疾患/自己免疫疾患/周期性好中球減少症による発熱が除外できる

咽頭炎/アフタ性口内炎/頸部炎のリンパ節炎の少なくとも1つを伴う
5歳までに発症することが多い、正常な成長、発達を示す

他の遺伝性自己炎症性症候群が除外できる

PFAPA症候群

感染症の鑑別

川崎病/悪性疾患/自己免疫疾患/周期性好中球減少症の鑑別

他の遺伝性自己炎症性症候群の鑑別[*2]

■ Yes
⇦ No

*1：典型的には3-8週間周期で規則的に繰り返す
*2：遺伝子検査によりFMF, MKD, TRAPS, HA20を除外することが望ましい

- 発作時：副腎皮質ステロイド（プレドニゾロン：0.5～1 mg/kg/回）の1～2回内服により翌日には症状の改善が見込めるが，発熱発作の間隔が短縮する症例もある．
- 予防（保険適用外）：シメチジン（10～20 mg/kg/日 分2）内服が一部の患者で有効である．ロイコトリエン受容体拮抗薬やコルヒチンが有効であったとの報告もある．
- その他：扁桃摘出術（＋/－アデノイド切除）が効果的な治療法とされているが，PFAPA の多くが自然治癒することから，侵襲を考慮する必要がある．

14A-4. 予後

- 予後は良好であり，重篤な合併症は少ない．
- 数年で自然寛解することが多いが，稀に成人になっても発熱発作が認められる例もある．

14B. クリオピリン関連周期熱症候群

- クリオピリン関連周期熱症候群（cryopyrin-associated periodic syndrome：CAPS）は自己炎症性疾患の1つで，クリオピリンをコードする *NLRP3* 遺伝子異常による IL-1β 過剰産生が病態形成に関与すると考えられている[1]．
- CAPS は3病型に分類されており，それぞれ発症年齢や症状，重症度が異なる．

14B-1. 病型

14B-1-1. 家族性寒冷自己炎症症候群

- 家族性寒冷自己炎症症候群（familial cold autoinflammatory syndrome：FCAS）は *NLRP3* 遺伝子変異の常染色体優性（顕性）遺伝形式をとる.
- 全身の寒冷刺激の後 30 分から 6 時間以内に誘発される発熱，悪寒，蕁麻疹様皮疹などの症状を呈する.
- 症状は発症後 24 時間以内におさまる.
- 結膜炎や関節症状を合併することもある.
- アミロイドーシスの合併はほとんどない.

14B-1-2. Muckle–Wells 症候群

- Muckle–Wells 症候群（Muckle–Wells Syndrome：MWS）は *NLRP3* 遺伝子変異の常染色体優性（顕性）遺伝形式をとることが知られているが，体細胞モザイクでの発症もある.
- 有熱期間は 24〜48 時間.
- 蕁麻疹様の皮疹，筋痛，関節炎および結膜炎などを合併する.
- 10 歳を超えると進行性に感音性難聴が出現する.
- 約 25％でアミロイドーシスを合併する.

14B-1-3. 新生児期発症多臓器系炎症性疾患/慢性乳児神経皮膚関節症候群

新生児期発症多臓器系炎症性疾患（neonatal onset multisystem inflammatory disease：NOMID）/慢性乳児神経皮膚関節症候群（chronic infantile neurologic cutaneous, and articular syndrome：CINCA 症候群）

- 多くが孤発例であり，約 30％が体細胞モザイクで発症する.

- 生後まもなくから症状が出現し, 持続的である.
- 1週間のうちに複数回, 24〜48時間持続する発熱エピソードを繰り返すことがある.
- 他の自己炎症性疾患と異なり, 発育不全や成長障害をきたし, 重度の神経学的異常と関節変形を呈する.
- 皮膚：ほぼ全例にみられる持続的な全身の蕁麻疹様発疹, 1日のうちに部位が移動はするが生涯持続的にみられる.
- 中枢神経：無菌性髄膜炎, 知的障害, 感音性難聴, 視神経萎縮
- 筋骨格系：骨端の異常増殖を伴う変形性関節症, ばち指
- 眼：結膜炎, 上強膜炎, ぶどう膜炎, うっ血乳頭, 視覚障害
- 肝腫大, 脾腫大
- 長期的にはアミロイドーシスを合併しやすい. 死亡率は高く（対症療法のみでは成人前に20%が死亡）, 長期予後は不良である.

14B-2. 治療

- MWS, NOMID/CINCA症候群は抗IL-1治療（本邦ではカナキヌマブ）の対象となる.
- FCASは軽症例では有症状時のNSAIDsとステロイド短期投与で治療可能だが, 症状の強い例では抗IL-1治療の導入を考慮する.
- 早期治療介入によりQOLを大きく向上させ, アミロイドーシスのリスク軽減にも有効である可能性がある.

14C. 家族性地中海熱

- 家族性地中海熱（familial Mediterranean fever：FMF）は地中海地域の人々に多発する周期性発熱症候群であり，発熱時間が 12〜72 時間と比較的短く，漿膜炎による腹痛・胸痛を主症状とする．
- 責任遺伝子として *MEFV*（familial Mediterranean fever）遺伝子が同定されている．本疾患は常染色体劣性遺伝形式をとり，exon10 変異を中心とした変異型 *MEFV* のホモ接合体もしくは複合ヘテロ接合体となる．
- *MEFV* 遺伝子のコードする蛋白であるピリン（pyrin）の機能異常が病態に関係していることが示唆されている．
- 指定難病であり，重症例（①コルヒチン無効であり，かつ発作頻回例，または②アミロイドーシス合併例）などは，自己負担分の一部が公費負担として助成される．

14C-1. 診断基準

　FMF の診断基準として，Tel–Hashomer 基準（表 14-3）や，本邦の厚生労働省研究班による診断基準（表 14-4）などがある．

14C-2. 臨床症状

- ほとんどの症例で 38℃ 以上の周期性発熱を認めるが，非周期性の場合もある．
- 高熱を 12〜72 時間持続し，自然解熱する．間歇期は無症状である．
- 腹痛：腹膜炎による激しい腹痛をきたし，1〜3 日程度で

●表14-3　家族性地中海熱の診断基準；Tel–Hashomer基準一部改変

大基準：典型的発作は以下の項目を 1 つ以上満たす. ・腹膜炎 ・胸膜炎または心膜炎 ・単関節炎 ・発熱のみ（38℃以上）
小基準：不完全発作は以下の 1 つ以上を満たす. ・腹部 ・胸部 ・関節 ・疲労後の下肢痛 ・コルヒチンの良好な反応
大基準 1 項目，または 小基準 2 項目 以上で FMF と診断. 典型的発作の定義：3 回以上繰り返す，38 ℃以上の 熱を伴う 12〜72 時間の発作.

●表14-4　家族性地中海熱の診断基準；厚生労働省研究班による診断基準 一部改変

必須項目： 　12〜72 時間続く 38℃以上の発熱を 3 回以上繰り返す. 発熱時には，CRP や血清アミロイド A（SAA）などの炎症検査所見の著明な上昇を認める. 発作間歇期にはこれらが消失する.
補助項目： 　1. 発熱時の随伴症状として，以下のいずれかを認める. 　・非限局性の腹膜炎による腹痛 　・胸膜炎による胸背部痛 　・関節炎 　・心膜炎 　・精巣漿膜炎 　・髄膜炎による頭痛 　2. コルヒチンの予防内服によって発作が消失あるいは軽減する.
必須項目と，補助項目のいずれか 1 項目以上を認める症例を臨床的に FMF 典型例と診断する. FMF を疑わせるが，典型例の基準を満たさない症例については，感染症，自己免疫疾患，他の自己炎症性疾患，悪性腫瘍などの発熱の原因となる疾患を除外する.

　自然軽快する．急性虫垂炎等の急性腹症との鑑別が困難な
場合もある．
- 胸痛：胸膜炎による胸痛をきたす．咳嗽や呼吸困難が出現
  する．
- 関節炎や関節痛を認める．股関節・膝関節・足関節の単関
  節炎が多く，非破壊性である．
- 心膜炎や精巣漿膜炎，下肢に丹毒様紅斑を認める．
- 長期的な合併症として AA アミロイドーシス（腎，肝，消
  化管）を合併することがある．

14C-3. 治療

- コルヒチンが第一選択薬となる．8 割以上の患者で症状の
  改善が認められる．
- 難治例（コルヒチン抵抗例または不耐例）では，抗 IL-1 治
  療（本邦ではカナキヌマブ）が有効である場合がある．
- 早期治療介入により QOL を大きく向上させ，アミロイ
  ドーシスのリスク軽減にも有効である可能性がある．

14D. TNF 受容体関連周期性症候群（TRAPS）

- 発熱，皮疹，筋肉痛，関節痛，漿膜炎などを繰り返し，時
  にアミロイドーシスを合併する．I 型 TNF 受容体をコー
  ドする *TNFRSF1A* の遺伝子変異が原因とされるが，詳し
  い病態は解明されていない．
- 常染色体優性（顕性）遺伝形式をとるが，孤発例も報告さ
  れている．

14D-1. 診断基準

TRAPS の診断には表 14-5（文献[4]より一部改変）の診断基準が用いられる.

●表14-5　TRAPSの診断基準

以下の A ないし B を満たす症例を TRAPS 疑い例とし，*TNFRSF1A* 遺伝子解析を施行する.
A.　必須条件のいずれかを満たし，かつ補助項目の 2 つ以上を有する. ・必須条件：6 か月以上反復する以下のいずれかの炎症徴候が存在する（いくつかの症状が同時に見られることが一般的）. 　　① 発熱，② 腹痛，③ 筋痛（移動性），④ 皮疹（筋痛を伴う紅斑様皮疹），⑤ 結膜炎・眼窩周囲浮腫，⑥ 胸痛，⑦ 関節痛あるいは単関節滑膜炎 ・補助項目： 　　① 家族歴あり，② 20 歳未満の発症，③ 症状が平均 5 日以上持続（症状は変化する） B.　全身型若年性特発性関節炎または成人 Still 病として治療されているが，持続する関節炎がなく，かつ再燃を繰り返す.
TNFRSF1A 遺伝子解析
TNFRSF1A 遺伝子解析の結果，疾患関連変異を認める症例を TRAPS と診断する. 疾患関連性の不明な変異を有する症例に関しては他疾患が十分に除外されれば TRAPS と診断する. 感染症，自己免疫疾患，他の自己炎症性疾患，悪性腫瘍などの発熱の原因となる疾患を除外する.

14D-2. 臨床症状

- 38℃ を超える原因不明の発熱として，幼児期に発症する例が多い.
- 発熱発作は通常 5 日以上持続し，平均で 2 週間である. 長い場合には数か月続くこともある.

- 片側もしくは両側性に眼窩周囲浮腫・結膜炎を認める.
- 筋膜炎による筋痛が出現し, 筋痛部位が末梢に向かって移動する. また, 筋痛部位に一致して紅斑が移動するのも特徴的な所見である.
- 腹痛, 関節痛, 胸痛などの症状のいくつかを合併することが多い.
- 最も重要な合併症はアミロイドーシスである.

14D-3. 治療

- 発作時に副腎皮質ステロイドを使用することが多い
- 非ステロイド性抗炎症薬（NSAIDs）でコントロール可能な症例から, ステロイドに抵抗性の症例まで存在する.
- 難治性症例に対し, 抗 TNF-α 製剤（エタネルセプト）（保険適用外）, 抗 IL-1 製剤が有効な場合もある.

14E. メバロン酸キナーゼ欠損症（MKD）（高 IgD 症候群（HIDS））

- コレステロール生合成経路に関わるメバロン酸キナーゼ（MK）の活性低下により発症する周期性発熱症候群である.
- 本邦では, 保険病名, 小児慢性特定疾病, および指定難病で高 IgD 症候群という名称が用いられている. しかし, 血清 IgD 値が高値とならない症例もあり, また他の自己炎症性疾患においても血清 IgD 値が高値となることに注意する必要がある.
- さらに, 出生直後から高度の全身炎症を呈し, 先天奇形や精神発達遅滞などを伴う最重症型についてはメバロン酸尿症と呼ばれてきた. 病態に即した疾患名が好ましいという観点から, 本疾患に対しては HIDS とメバロン酸尿症を包

括して「メバロン酸キナーゼ欠損症」という名称が広がっ
てきている.
- 残存 MK 活性により，臨床像は先天奇形や精神発達遅滞
  などの神経学的症状を伴う重症型（酵素活性 1%未満）と，
  軽症型（同 1〜10%）とに分類される.
- コレステロール生合成に関わる MK の機能低下が原因で
  あり，MK 遺伝子の異常による常染色体劣性遺伝形式を
  とる.

14E-1. 診断基準

HID の診断には表 14-6 の診断基準が用いられる.

●表14-6　高IgD症候群の診断基準

1. **必須項目：** CRP 上昇を伴う，6 か月以上続く反復性発熱発作
2. **補助項目：** ・6 歳未満の発症 ・有痛性リンパ節腫脹・嘔吐・下痢の 1 つ以上を認める
3. 必須項目を満たし，かつ補助項目を 1 つ以上有する症例を高 IgD 症候群疑い例とする. 感染症，自己免疫疾患，他の自己炎症性疾患，悪性腫瘍などの発熱の原因となる疾患を除外する.
4. 発作時尿中メバロン酸の測定
5. 責任遺伝子 *MVK* の検査を行う.
6. メバロン酸キナーゼ活性を測定する.
高 IgD 症候群疑い例を対象として，発作時尿中メバロン酸の上昇，*MVK* 疾患関連遺伝子変異，メバロン酸キナーゼ活性低下により診断確定とする.

14E-2. 臨床症状

- 乳児期より始まる周期性発熱発作
- 発作の持続期間は 4〜6 日が多く，頭痛，嘔吐，下痢，腹痛，リンパ節腫脹等を伴うことが多い．
- その他，肝脾腫，発疹，関節痛，アフタ性口内炎を伴うこともある．
- 海外からの報告では，80%以上の症例で血清 IgD 値の上昇を認めるとされるが，本邦での診断例のほとんどで初診時の血清 IgD 値は正常である．
- 診断には，発熱時尿中メバロン酸測定が有用である．
- 腹膜炎に続発する腹腔内癒着，関節拘縮，アミロイドーシスなどが認められ，重症例では精神発達遅滞やけいれんを合併する症例も存在する．また，乳児期からの発熱発作による学習の遅れも半数の症例で認められ，社会的機能への障害も認められる．

14E-3. 治療

- 本疾患の具体的治療指針はいまだ定まっていない．
- 発作時の副腎皮質ホルモンの短期的全身投与が多くの症例で有効
- メバロン酸の合成に関わる HMG-CoA 還元酵素を阻害するスタチンも，一定の患者に対して有効
- 抗 IL-1 製剤であるアナキンラや抗 TNF-α 製剤であるエタネルセプト（保険適用外）の有効例が報告されている．
- 根治療法としての造血幹細胞移植も海外では報告されている．

[執筆者：佐藤　智，阿久津裕子]

文献

(1) The Hospital For Sick Children. A Resident's Guide to Pediatric Rheumatology 4th Revised Edition. 2019.

(2) Thomas KT et al. J Pediatr. 1999; 135: 15–21.

(3) 平家俊男ほか. 厚生労働科学研究費補助金疾病・障害対策研究分野難治性疾患等克服研究（難治性疾患克服研究）自己炎症疾患とその類縁疾患に対する新規診療基盤の確立：統括報告書. 2013. https://mhlw-grants.niph.go.jp/project/23109

(4) 自己炎症性疾患サイト. TNF 受容体関連周期性症候群（TRAPS）診療フローチャート. http://aid.kazusa.or.jp/2013/disease/traps_flow

参考文献

(5) Ostring GT et al. J Paediatr Child Health. 2016; 52: 865–871.

(6) Soon GS et al. Can Fam Physician. 2017; 63: 756–762.

(7) Tsoukas P et al. Paediatr and Child Health. 2020; 25: 279–285.

(8) Federici S et al. Best Pract Res Clin Rheumatol. 2014; 28: 263–278.

(9) Goldsmith DP. Pediatr Rev. 2009; 30: e34–41.

(10) 小児リウマチ学会編. 自己炎症性疾患診療ガイドライン2017. 診断と治療社, 2017：82–91.

(11) Lachmann HJ. Best Pract Res Clin Rheumatol. 2017; 31: 596–609.

(12) 自己炎症性疾患とその類縁疾患の診断基準, 重症度分類, 診療ガイドライン確立に関する研究班. 自己炎症性疾患とその類縁疾患の診断基準, 重症度分類, 診療ガイドライン

確立に関する研究：総括報告書（平成 27(2015) 年度）.
https://mhlw-grants.niph.go.jp/project/25372

(13) Tanaka N et al. Arthritis Rheum. 2011; 63: 3625–3632.

(14) Livneh A et al. Arthritis Rheum. 1997; 40: 1879–1885.

15. 慢性疼痛症候群

- 慢性疼痛症候群（pain syndrome）は，はっきりとした原因が見当たらない，3 か月以上にわたって痛みが続く病態である．
- 痛みの場所は筋肉や関節のみならず，胸痛や腹痛，頭痛も訴えることがある．
- 線維筋痛症などは代表的な疾患である．「ネルソン小児科学」[1] においては筋骨格痛症候群に分類されている．

15-1. 分類基準

線維筋痛症の診断においては，現段階では 1990 年に発表された米国リウマチ学会の分類基準（以下）を参考にする [2][3]．

- 広範囲（左右半身，上下半身，体軸部）の痛みが 3 か月続いていること．
- 全身に 18 か所（左右：後頭部，肩甲部，棘上筋部，大転子部，下位頸部，第二肋骨，外側上顆，膝）の圧痛点があり，4 kg の力で押して 11 か所以上の疼痛部位の存在．
- 広範囲の痛みが 3 か月続いていることが条件．ほかの病気があっても線維筋痛症の診断は妨げられない．

若年性線維筋痛症については，Yunus, Masi らが提唱した基準が汎用されている（表 15-1[4]）．

15-2. 臨床症状

●表15-1　Yunus and Masiによる若年性線維筋痛症診断基準

大基準
1. 3か月以上持続する3か所以上の広範な骨格筋の痛み
2. 上記を説明する器質的疾患の除外
3. 検査所見の正常
4. 5か所以上の圧痛点の存在

小基準
1. 低体温または微熱の持続
2. 慢性疲労・全身倦怠感
3. 睡眠障害
4. 慢性頭痛・腰痛
5. 過敏性腸症候群
6. 登校障害
7. 自律神経障害
8. アロディニア
9. 天候・環境因子などによる諸症状の変動
10. 慢性的な不安や緊張

大基準の4項目すべて＋小基準から3項目以上   　または   大基準項目の1~3＋4か所以上の疼痛＋小基準から5項目以上で あれば若年性線維筋痛症と診断する.

＊アロディニア（allodynia）；通常では痛みを誘発しないような刺激でも痛みが誘発される.

15-2-1. この症状があったら慢性疼痛症候群を疑おう

- 全身症状：原因不明の全身疼痛
- いわゆる不定愁訴
- 不眠
- 過敏性腸症候群，起立性低血圧の既往

15-2-2. 小児と成人の違い

- 臨床症状は成人の線維筋痛症と類似する．
- 小児における特化した病態研究は乏しい．

15-3. 検査

- 血液検査，画像検査（頭部 MRI や筋肉 MRI）
- 知能検査，発達検査

15-4. 合併症

- 気分障害・不安障害
- 睡眠障害
- 慢性疲労症候群

15-5. 治療

　治療方針として本人・保護者の教育，薬物療法，身体的リハビリ，心理療法が必要である．

- 非薬物療法：家庭環境・生活環境の整理，心理・発達面の評価
- 三環系抗うつ薬，選択的セロトニン再取り込み拮抗薬，抗

けいれん薬
- ノイロトロピン，プレガバリン
- 認知行動療法

15-6. 予後

- 小児線維筋痛症の予後に関する情報は乏しい．
- 治療目標を疼痛緩和と機能回復とする．
- 小児リウマチ専門医のみならず，心理学的な評価とともに治療に関わる医師・心理士などによる集学的な治療が必要である．

[執筆者：佐藤　智]

文献

(1) 衛藤義勝監. 筋骨格痛症候群. ネルソン小児科学原著第19版. エルゼビア・ジャパン, 2015：1021–1026.

(2) Wolfe F et al. Arthritis Care Res. 2010; 62: 600–610.

(3) 宮前多佳子. 伊藤秀一, 森　雅亮監・日本小児リウマチ学会編. 小児リウマチ学. 朝倉書店, 2020：246–249.

(4) Yunus M et al. Semin Arthritis Rheum. 1981; 11: 151–171.

16. エマージェンシー

16-1. 新生児ループスに合併する先天性心ブロック

- 新生児の先天性心ブロック（congenital heart block：CHB）の85％は抗 SS-A/Ro 抗体，抗 SS-B/La 抗体によるものである.
- 母体の抗 SS-A/Ro 抗体が経胎盤的に児の房室結節で炎症をきたし，線維化を起こす.
- 抗 SS-A 抗体陽性の女性が CHB の児を出産する頻度は1〜5％であり，CHB 児の出産歴のある母体が再度 CHB 児を出産する確率は約20％である.
- CHB に心嚢液貯留や心炎などの急性炎症，うっ血性心不全（CHF）や胎児水腫を伴う場合にリウマチ科医がコンサルトを受ける可能性がある.

16-1-1. 臨床症状

(1) この症状があったら疑おう

- 徐脈を伴う潜在性の CHF で胎児期に診断されることが多い.
- I，II，III 度房室ブロックのいずれも起こす.

(2) こんな症状にも注意しよう

新生児ループス（neonatal lupus erythematosus：NLE）に典型的な皮疹，肝炎，血球減少などがある.

16-1-2. 検査

（1）まずはこの検査をオーダーしよう

- 心電図：CHB の評価（I, II, III 度房室ブロック, P 波の有無, PR 間隔, QT 延長など）
- 心エコー：心嚢液貯留や心内膜肥厚（心内膜弾性線維症：EFE）の評価
- 血液検査：母体, 新生児の抗 SS-A/Ro 抗体, 抗 SS-B/La 抗体, BNP, 心筋トロポニンなど
- トロポニン値の上昇があれば二次的な心筋虚血が示唆される

16-1-3. 治療

- 定まった治療のプロトコールやエビデンスはない.
- 無治療であれば胎児期, 新生児期の死亡率は約 20〜40%である.
- 2020 年に米国リウマチ学会（ACR）からガイドラインが出され, 胎児期や出生後に心ブロックがある場合, CHF, 心筋炎, EFE の有無によりステロイド薬や IVIG が検討されるため循環器科医へ相談する.
- 新生児の CHB は生後すぐにペースメーカーが必要となる可能性がある.

16-1-4. 予防

- CHB 児の出産歴のある抗 SS-A 抗体陽性女性の妊娠時にヒドロキシクロロキンにより CHB を予防できるか, 治験が行われている.

16-2. マクロファージ活性化症候群

- マクロファージ活性化症候群（macrophage activation syndrome：MAS）は生命を脅かす多臓器の炎症性疾患である[1].
- 発熱が持続する小児で，特に汎血球減少を伴う場合はより強く疑われる.
- 血小板減少が最も早期に認められる兆候であり，MAS を疑う手がかりとなる.
- MAS は sJIA，SLE，川崎病などの自己免疫疾患に合併することがある.
- いずれの病期でも起こりうるが，特に治療変更時や初発時に注意が必要である.
- 二次性血球貪食性リンパ組織球症（HLH）に分類される.
  - 原発性 HLH は NK 細胞，マクロファージ，T 細胞の遺伝子異常による全身型の炎症性疾患である.
  - 小児における二次性 HLH は悪性腫瘍や感染症，特に EBV が関与している.
  - 原発性 HLH と二次性 HLH は類似した症状や検査所見を認めることがある.
  - 近年では原発性 HLH と MAS の鑑別に MAS/HLH スコアが有用とされる（表 16-1，文献[2] を一部改変）.

16-2-1. 臨床症状

(1) この症状があったら MAS を疑おう

- 持続する発熱，肝腫大，脾腫大，点状出血，皮下出血，頭痛，錯乱，けいれん，昏睡などの中枢神経障害，リンパ節腫脹，血圧や心拍の変動など
- MAS は致死的な経過をたどることがあり，臨床症状や検

●表16-1　MAS/HLHスコア

	値	点数
発症時年齢 (歳)	≦1.6	37
好中球数 (×10³/μL)	≦1.4	37
フィブリノゲン (mg/dL)	≦131	15
脾腫大	あり	12
Hb (g/dL)	≦8.3	11
血小板数 (×10³/μL)	≦78	11

MAS/HLH スコアが合計 60 点以上のとき原発性 HLH の可能性がある.

　査所見を注意深くモニタリングすることが重要である.

16-2-2. 診断のための検査

(1) まずはこの検査をオーダーしよう

- 血液検査：貧血, 血小板減少, 好中球減少などの血球減少（sJIA の場合は前値より低下する）, トリグリセリド高値, フィブリノゲン低値, フェリチン高値, PT-INR・APTT 延長, D ダイマー高値など DIC 様の凝固障害, ビリルビン・肝逸脱酵素・LDH 高値
- 骨髄, リンパ節, 肝臓や脾臓における血球貪食像
- CRP 上昇は持続するが, フィブリノゲンの消費により赤沈は低下する.
- 細菌感染症を除外するための血液, 尿, 咽頭の培養検査
- ウイルス感染による一次性あるいは二次性 HLH の診断のため EBV, CMV, パルボウイルス B19, ヘルペスウイルスなどの血清学的検査, PCR 検査
- リウマチ性疾患が疑われる症例では抗核抗体（ANA）, 可溶性核抗原（ENA）パネル, 血清補体価の測定や直接 Coombs 試験など
- 免疫機能不全の把握や炎症をモニタリングするための可溶性 CD163*, 可溶性 IL-2 受容体*, NK 細胞活性*やリンパ

　球サブセット*などの検査が有用である可能性がある．

　*いずれも MAS では保険適用外

16-2-3. 診断基準

- 表 16-2（文献[3]を一部改変）に sJIA における MAS の診断基準を記載する．

●表16-2　sJIAにおけるMASの診断基準

sJIA と診断されている，または疑われる発熱を呈する症例において，下記の基準を満たす場合，MAS と診断する

1. 高フェリチン血症（> 684 ng/mL）
2. 上記に加え，下記に検査項目のうち少なくとも 2 つ以上を満たすもの
    - ・血小板減少（≤ 18.1 万 / μL）
    - ・AST 上昇（> 48 U/L）
    - ・TG 上昇（>156 mg/dL）
    - ・低フィブリノゲン血症（≤ 360 mg/dL）

16-2-4. 治療

　MAS の治療の基本は，糖質コルチコイドの点滴により活性化したマクロファージを鎮静化することである（表 16-3，文献[4]より作成）．

- こまめにバイタルサイン，水分出納，検査データのモニタリングを行う．
- 低血圧に対する輸液，輸血，呼吸補助などの支持療法が必要である．
- 重症化したら，（確定診断に至らなくても）すぐに治療を強化する．
- 感染症を疑ったらすぐに適切な抗菌薬治療を開始する．
- 現在の HLH 治療プロトコール（図 16-1，文献[5]を一部改変）では，高用量のコルチコステロイドやステロイドパルス療法（デキサメタゾンやメチルプレドニゾロンを使

用）から開始し，改善がなければシクロスポリン（保険適用外）やエトポシド（保険適用外）を順次追加するアルゴリズムとなっている．

- デキサメタゾンパルミチン酸エステル（保険適用外）は，自己免疫疾患あるいは自己炎症性疾患に合併する MAS に対して高い有効性を示したという報告がある．
- 重篤な状態では血漿交換を行う．
- 生物学的製剤のアナキンラ（抗 IL-1 受容体拮抗薬）は MAS に対して有効性を示したという報告がある（日本では未承認）．
- 一次性あるいは難治性 HLH の根治的治療は造血幹細胞移植である．

●表16-3　MASの治療

1. ステロイド治療
   - メチルプレドニゾロンパルス療法：
     30 mg/kg/ 回（最大 1 g），3 日間を 1 コースとして，
     1 〜 2 コース
   - パルミチン酸デキサメタゾン：
     10 mg/m^2/ 日（最大 10 mg）を分 2，または 5 〜 10 mg/ 日を分 2（乳児では半量）で開始し，数日ごとに漸減する

2. シクロスポリン治療
   - シクロスポリン持続点滴：
     1 〜 1.5 mg/kg/ 日（血中濃度 100 〜 150 ng/mL を目標にする）

3. 抗凝固療法
   - ヘパリン持続点滴：100 〜 150 単位 /kg/ 日，24 時間投与
   - 播種性血管内凝固症候群（DIC）を合併しているような場合には，リコンビナントトロンボモジュリンや新鮮凍結血漿も併用されることがある

4. アフェレーシス治療
   - 単純血漿交換

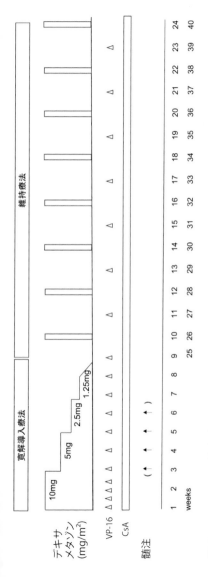

図16-1　HLH-2004 治療プロトコール

●デキサメタゾン：10 mg/m²/日を 2 週間，5 mg/m²/日を 2 週間，2.5mg/m²/日を 2 週間，1.25mg/m²/日を 1 週間投与し，1 週間かけて漸減終了する。9週目以降は2週間に1回10mg/m²/日を3日間のパルス療法を継続する。

VP-16：最初の2週間は週に2回150mg/m²/日。その後3週目までは週に1回，9週目以降は2週に1回投与する。

CsA：血中濃度200ng/mLを目標に 6mg/kg/日から内服を開始する。

髄注：進行性の中枢神経症状や髄液の異常所見が改善しない場合に最大4回行う。
1回投与量　1歳未満は MTX 6 mg，PSL 4 mg，1 歳は MTX 8 mg，PSL 6 mg，2 歳は MTX 10 mg，PSL 8 mg，3 歳以上はMTX 12mg，PSL 10mg

16-3. 肺腎症候群

- 肺腎症候群では呼吸困難と腎機能障害を同時に認めることがあり，例えばびまん性の肺胞出血に急速進行性糸球体腎炎を合併することがある [1].
- 肺胞出血や腎不全の進行により，急速に致死的な経過となる．

16-3-1. 肺腎症候群の原因

- 特異的：全身性エリテマトーデス（SLE），多発血管炎性肉芽腫症（GPA），顕微鏡的多発血管炎（MPA），好酸球性多発血管炎性肉芽腫症（EGPA），紫斑病性腎炎，Goodpasture 症候群など
- 非特異的：肺水腫，肺塞栓症，肺炎などの肺疾患に腎疾患を合併したものや，溶血性尿毒症症候群，IgA 腎症などの腎疾患に肺疾患（通常は感染症）を合併したものなど

16-3-2. 臨床症状

- 呼吸困難，咳嗽，低酸素血症などがある．
- 喀血を伴わないこともある．
- 腎機能障害として乏尿，高血圧，腎炎症候群，ネフローゼ症候群などがある．

16-3-3. 診断のための検査

- 血液検査：肺胞出血により小球性貧血，ヘモグロビン低下，網状赤血球増加がみられることがある．腎機能障害により BUN，クレアチニンが上昇する．
- 尿検査：蛋白尿，血尿，円柱など
- 胸部レントゲン：びまん性の肺胞性陰影

- 胸部 CT：斑状あるいは結節上のすりガラス様陰影
- 呼吸機能検査：肺拡散能の上昇がみられることがある.
- 気管支鏡検査：肺胞洗浄により赤血球やヘモジデリンを貪食した肺胞マクロファージの存在を確認し，感染症の鑑別のため培養を提出する.
- 自己抗体と生検：原疾患の精査のために，自己抗体の測定や，生検が行われることがある（表16-4）.

●表16-4　原疾患ごとの検査所見

疾患	自己抗体	腎生検	皮膚生検
SLE	抗核抗体 抗 dsDNA 抗体 抗 Sm 抗体 抗リン脂質抗体	ループス腎炎に合致した組織学的変化，糸球体免疫沈着物	表皮真皮境界部に免疫グロブリン，補体の沈着ケラチノサイトの傷害，毛包のつまり，基底層空胞化，血管周囲の浸潤，皮膚のムチン沈着など
ANCA 関連血管炎	PR3-ANCA MPO-ANCA	pauci-immune型 半月体形成性糸球体腎炎	―
紫斑病性腎炎	―	メサンギウム細胞増殖 IgA 沈着 半月体形成	IgA 沈着を伴う白血球破砕性血管炎
Goodpasture症候群	抗 GBM 抗体	糸球体基底膜に沿った沈着 半月体形成	―

16-3-4. 治療

- 肺腎症候群は早期に診断して治療を行わなければ致死的となることがある.
- 初期治療は原因疾患によらず, すぐに開始するべきである.
- 支持療法として酸素投与, 人工呼吸補助や透析がある.
- 初期治療としてはステロイドパルス療法, 高用量プレドニゾロン (1～2 mg/kg/日) がある.
- シクロホスファミドやリツキシマブも検討する.
- 追加治療として血漿交換が検討される. Goodpasture 症候群で行われることが多い一方で, ANCA 関連血管炎では死亡率や末期腎不全の発症は減少しなかったという臨床試験結果がある (PEXIVAS 試験).
- 感染症が除外できない場合には, 同時に抗菌薬治療を行う.

16-4. 劇症型抗リン脂質抗体症候群

- 抗リン脂質抗体症候群 (APS):抗リン脂質 (antiphospholipid antibody:aPL) 抗体の存在下で, 動静脈血栓症や習慣性流産などを発症する自己免疫疾患である (表 16-5, 文献[6] を一部改変).
- 主な aPL 抗体:ループスアンチコアグラント, 抗カルジオリピン抗体, 抗β2 グリコプロテイン I 抗体
- 劇症型抗リン脂質抗体症候群 (catastrophic antiphospholipid syndrome:CAPS):APS の重症型で, 多臓器の機能障害が短時間で進行する.
- 多臓器の微小血管閉塞と, 臓器障害による二次的な全身炎症性反応症候群 (systemic inflammatory response

syndrome：SIRS）を認める.

- 病理組織像：血栓性微小血管障害（thrombotic microangiopathy：TMA）に類似する.
- 小児の CAPS レジストリーでは，患者の 40%が自己免疫疾患を合併し，そのうち 75%が SLE だった.
- 感染，手術，外傷，悪性腫瘍，自己免疫疾患などが誘因になりうるが，小児では成人と比べて感染症が誘因になりやすく（50%），また CAPS が APS の初発症状になりやすい.
- CAPS の発症率は APS 患者の 1%未満だが，発症例の致死率は 33〜50%に及ぶ.

●表16-5　CAPSの診断基準

Definite CAPS：以下の 4 つ全てを満たす.
1. 3 つ以上の臓器や組織で，血管閉塞の兆候がある.
2. 同時または 1 週間以内に診断的症状が出現する.
3. 抗リン脂質抗体（ループスアンチコアグラント，抗カルジオリピン抗体，抗β2 グリコプロテインI抗体）が存在する.
4. その他の疾患を除外
Probable CAPS：
・2 つの臓器や組織しか障害されないもの
・早期の死亡や CAPS 発症前に抗リン脂質抗体を測定していないために，少なくとも 6 週間空けて抗リン脂質抗体の存在を確認できていないもの
・1,2,4 を満たすもの
・1,3,4 を満たし，抗凝固療法にも関わらず，2 回目の血栓症を発症した 1 週間以上 1 か月以内に，3 回目の血栓症を発症したもの

16-4-1. 臨床症状

- 重症の敗血症と間違われることがある
- 肺症状：急性呼吸窮迫症候群（acute respiratory distress syndrome：ARDS）様症状，肺塞栓，肺胞出血，肺水腫

- 心症状：心不全，心筋梗塞，弁膜症
- 中枢神経症状：脳梗塞，脳症，けいれん，頭痛
- 腎症状：腎不全，蛋白尿，血尿，腎動脈性高血圧
- 消化器症状：腹痛，消化管出血，イレウス
- 皮膚症状：皮疹，潰瘍，紫斑
- 全身性の炎症を示唆する臨床徴候

16-4-2. 診断のための検査

- 血栓症の検査

  – 臓器障害：一般血液検査（破砕赤血球などの溶血性貧血の精査を含む），尿検査，画像検査で臓器障害や梗塞（腎臓，脾臓，腸管）の検索

  – 凝固障害：凝固検査，播種性血管内凝固（disseminated intravascular coagulation：DIC）マーカー

  – 組織標本の採取

- aPL 抗体

  – ループスアンチコアグラント，抗カルジオリピン抗体，抗β2 グリコプロテイン I 抗体

  – 新しい aPL 抗体：抗ホスファチジルセリン–プロトロンビン抗体が報告されているが，広く利用できるわけではない（保険適用外）.

- 原因の検索

  – 感染症（呼吸器，皮膚，尿路）：培養や血清学的検査

  – 悪性疾患：骨髄検査や画像検査

  – 自己免疫疾患

16-4-3. 治療

- 治療の目的：1. 原因となる疾患の治療，2. 血栓の除去，3. SIRS の治療

1. 感染症：除外されるまでエンピリックな抗菌薬
2. 血栓症：

   - 急性期：ヘパリンを用いた抗凝固療法，血管拡張薬，フィブリン融解薬，塞栓除去術など
   - 慢性期：低分子ヘパリンまたはワルファリンを用いた抗凝固療法

3. SIRS：ステロイド，血漿交換，免疫グロブリン静注（IVIG）

- 抗凝固療法，ステロイド，血漿交換 ±IVIG の併用療法で救命率が高い．
- 人工呼吸器や透析などの急性期治療が必要になる場合がある．
- 重症例や難治例：リツキシマブ（保険適用外）やエクリズマブ（抗 C5 モノクローナル抗体）（保険適用外）

16-5. 心タンポナーデ

- 心嚢液貯留を伴う心膜炎の致死的な合併症である[1]．
- 心タンポナーデを呈する小児の 13〜30％に自己免疫疾患が認められる．
- リウマチ性疾患の経過中や，初発時の一症状として起こることがある．

16-5-1. 原因となるリウマチ性疾患

全身型・若年性特発性関節炎，全身性エリテマトーデス，混合性結合組織病，若年性皮膚筋炎，強皮症，血管炎症候群（高安動脈炎，Behcet 病，ANCA 関連血管炎），サルコイドーシス，炎症性腸疾患，急性リウマチ熱，自己炎症性疾患（家族性地中海熱，TNF 受容体関連周期性症候群など）

16-5-2. 臨床症状

- 発熱，呼吸困難，頻呼吸，胸痛，放散痛（肩，頚部），頚静脈の怒張，浮腫，多血，頻脈，奇脈，心音減弱，奔馬調律，低血圧，末梢循環不全，肝腫大
- リウマチ性疾患に関連した臨床徴候

16-5-3. 診断のための検査

- 心電図：洞性頻脈，QRS の低電位，ST 上昇/PR 低下，交互脈
- 胸部レントゲン：心拡大，胸水
- 心エコー：心嚢液貯留，心房や心室の圧排，呼吸に関連した血流の変化，中心静脈圧上昇に伴う下大静脈の拡張

16-5-4. 治療

- 初期治療：酸素投与と心嚢液の除去（心嚢穿刺）による心拍出量の回復を速やかに行い，呼吸・循環を安定させる．
- 循環作動薬や利尿剤による体液出納の管理
- 副腎皮質ステロイド：致死的な状況に対する急性期治療で用いられる．
- 重症例や難治例：基礎疾患に合わせた免疫抑制薬，NSAIDs，コルヒチン，IL-1 阻害薬（保険適用外），IVIG（保険適用外）

16-6. 川崎病ショック症候群

- 川崎病ショック症候群（Kawasaki Disease shock syndrome：KDSS）は川崎病（Kawasaki Disease：KD）の致死的な合併症である [1]（表 16-6，文献 [7] より作成）．
- KD の 10% 未満で発症し，年長児に多い．

- しばしば KD と診断される前にショックとなり，その後不全型 KD になりやすい.
- 病初期に炎症反応高値になりやすく，50〜80%に冠動脈病変を認める.
- 50〜70%の患者が IVIG 抵抗性を示す.
- マクロファージ活性化症候群（MAS）を合併することがある.

●表16-6　KDSS の診断基準

KD の診断基準を満たし，輸液療法，循環作動薬，集中治療室への搬送が必要と判断し，以下を認めたもの
① 年齢相当の収縮期血圧が以下のもの ・乳児　　　< 60 mmHg ・幼児　　　< 70 mmHg ・1〜10 歳　< 70 +[2 ×年齢] mmHg ・11 歳以上　≦90 mmHg
② 収縮期血圧がベースラインから 20%以上低下
③ 血圧の測定値に関わらない循環不全を示す兆候 ・頻脈 ・毛細血管再充満時間の延長 ・末梢冷感 ・脈拍消失 ・乏尿 ・発熱が原因ではない精神状態の変化

16-6-1. 臨床症状

- 循環動態が不安定となる：頻脈，低血圧，末梢循環不全，心音減弱，奔馬調律，尿量低下
- 通常の KD より重症な KD 症状を呈す.
- 多臓器の機能障害：心機能低下，消化器症状，呼吸不全，脳症，急性腎機能障害

16-6-2. 診断のための検査

- 循環動態が安定している KD と比べて，以下を認めやすい．
  - CRP 高値と赤沈亢進
  - 左方偏移を伴う白血球増加
  - 貧血，血小板低値
  - 血清ナトリウムとアルブミン低値
  - 凝固の消費：血小板減少，D ダイマー上昇，PTT 延長
  - BNP 上昇
  - IL-6，IL-10，IFN-γ 上昇は，KDSS と KD を区別するために有用となる可能性がある．
- 心電図：洞性頻脈
- 心エコー
  - 駆出率低下と僧帽弁逆流を伴う左室収縮機能障害
  - 冠動脈異常を呈することが多い．

16-6-3. 治療

- 初期治療：呼吸・循環の安定化
- 輸液療法：必要だが，大量輸液は心不全のリスクとなり勧められない．
- 強心薬や昇圧剤
- IVIG とアスピリンが治療の中心となる．しかし IVIG 抵抗性を示し，副腎皮質ステロイドなど，2nd ライン，3rd ラインの治療が必要になる場合がある

16-6-4. 予後

- 早期に積極的に治療した場合の予後は良好とされるが，死亡率は 7%（死因は心筋梗塞や脳出血など）という報告もある．

16-7. 全身性強皮症の腎クリーゼ

- 全身性強皮症（systemic sclerosis：SSc）の致死的な合併症である.
- 病態：腎動脈を主体とする血栓性微小血管障害（thrombotic microangiopathy：TMA）で，小血管内皮の傷害が血管透過性亢進，血管内皮細胞増殖，フィブリノイド血栓を伴う血小板凝集を形成する．その結果，腎血管性高血圧と急性腎不全を呈する.
- 末期腎不全へと進行しやすく，死亡率が高い.
- SSc 患者の 4〜6％に発症し，75％の症例で SSc 発症から 4年以内に起こる.
- リスク因子：抗 RNA ポリメラーゼ III 抗体陽性，皮膚硬化の急速な進行，うっ血性心不全の合併，高用量の副腎皮質ステロイドの使用

16-7-1. 臨床所見

- 血栓性血小板減少性紫斑病（TTP）/溶血性尿毒症症候群（HUS）に類似した TMA による急性腎不全
- 中等度から重症高血圧の急性発症（ただし，腎クリーゼの約 10％は血圧が正常）
- 頭痛，けいれん，発熱，倦怠感，高血圧性脳症，うっ血性心不全，心膜炎，不整脈，急性脳血管障害，乏尿

16-7-2. 診断のための検査

- TMA スクリーニング：溶血性貧血，血小板減少，血清クレアチニン上昇，蛋白尿，血尿
- 腎生検：弓状動脈や葉間細動脈の内膜増殖・壁肥厚があり，血管狭窄や完全閉塞へ移行する.

- 胸部レントゲン：心拡大，肺水腫
- 眼科：網膜出血や滲出物沈着
- 頭部 MRI/CT：梗塞所見

16-7-3. 治療

- 発症後早期（72 時間以内）の血圧管理：70%の症例で腎機能が安定化する．
- 1st ラインは ACE 阻害薬（カプトプリルが最も広く使用されている），2nd ラインはカルシウム拮抗薬
- 血漿交換：ACE 阻害薬の不耐例や，TMA を合併する場合に考慮する．
- 重症例や難治例：血漿交換，エンドセリン受容体アンタゴニスト（例：ボセンタン）（保険適用外），エクリズマブ（抗 C5 モノクローナル抗体）（保険適用外）
- 末期腎不全：透析や移植

16-7-4. 予後

- ACE 阻害薬により予後は劇的に改善したが，それでも 5 年死亡率は 50〜70%程度である．

16-8. 急性副腎クリーゼ（急性副腎不全）

- 前提として，急性副腎クリーゼは前方視的な研究が少なく，原疾患・治療薬・負荷試験の方法が多様なので，管理の標準化が困難である．
- 副腎皮質ステロイド：リウマチ性疾患の多くの患者が，寛解導入で高用量を，寛解維持で低用量を長期に使用している（表 16-7，文献 [8] より作成）．
- 急性副腎クリーゼは，ステロイド減量時や，ストレス増加時に起こることがあり，ステロイドの追加投与が必要と

なる.

- 副腎皮質ステロイド 2 mg/kg 以上を 2 週間以上投与した場合や，直近 6 か月以内に合計 3 週間以上投与した場合，副腎機能抑制のリスクとなる.
- 小児では死亡率が高い.

●表16-7　各々のコルチコステロイド薬の比較

種類	糖質コルチコイド作用	鉱質コルチコイド作用	生物学的半減期（時間）	概算同等用量（mg）
ヒドロコルチゾン	1	1	8~12	20
プレドニゾロン	4	0.8	12~36	5
メチルプレドニゾロン	5	0	12~36	4
デキサメタゾン	25	0	36-72	0.75

16-8-1. 臨床症状

- 症状（表 16-8, 文献 [9] より作成）は多彩かつ非特異的で，原疾患や治療中の基礎疾患の症状と間違われることがある.

●表16-8　急性副腎クリーゼの症状

全身症状	倦怠感, 食欲低下, 発熱, 低体温
消化器症状	嘔気, 嘔吐, 腹痛, 下痢（胃腸炎や虫垂炎と間違われることがある）
中枢神経症状	頭痛, 意識障害, 傾眠, けいれん, 昏睡
筋骨格症状	関節痛, 筋肉痛, 脱力感

16-8-2. 検査所見

- 低血糖
- 低血圧
- 低ナトリウム血症

- ACTH 低値
- コルチゾール低値（早朝で < 3 μg/dL，随時で < 10 μg/dL）

16-8-3. 治療

- 糖を含んだ細胞外液を急速輸液，または糖液で低血糖の補正と細胞外液を急速輸液（表 16-9，文献 [9]–[12] より作成）
- ヒドロコルチゾン 100 mg/m^2 を静注．その後，ヒドロコルチゾン 25 mg/m^2 を 6 時間ごとに投与
- 内分泌科医へのコンサルト

16-8-4. 予防

- 慢性副腎機能低下症を防ぐため，生理量のヒドロコルチゾン 1 日 6〜8 mg/m^2 を 3〜4 回に分けて内服
- 急性副腎クリーゼを防ぐために，併発した疾患，発熱，手術の際に，ストレス量のヒドロコルチゾンを投与（表 16-9[9]–[12]）
- 患者と家族への教育

［執筆者：赤峰敬治，影山あさ子］

文献

(1) The Hospital For Sick Children. A Resident's Guide to Pediatric Rheumatology 4th Revised Edition. 2019.

(2) Minoia F et al. J Pediatr. 2017; 189: 72–78.

(3) 日本リウマチ学会小児リウマチ調査検討小委員会. 若年性特発性関節炎初期診療の手引き 2015. メディカルレビュー社, 2015.

(4) 清水正樹. 日本小児科学会雑誌. 2018; 122: 1808–1817.

(5) Henter JI et al. Pediatr Blood Cancer. 2007; 48: 124–31.

●表16-9　副腎クリーゼの予防と治療

予防		
ストレス	例	対応（回復するまで継続する）
軽度	ワクチン接種 微熱を伴う感染症	・生理量のヒドロコルチゾン 6~8 mg/m² を 3~4 回に分けて内服
中等度	38℃以上の発熱を伴う感染症 嘔吐・下痢 歯科治療，外傷，小手術	・生理量のヒドロコルチゾンの 3 倍量＝ 20~25 mg/m²，または ヒドロコルチゾン 50 mg/m² / 日，を 3~4 回に分けて投与 ・電解質入りの水分を経口摂取
重度	敗血症や集中治療を要する疾患 全身麻酔を伴う大手術	・ヒドロコルチゾン 100 mg/m² / 日（最大 100 mg/ 日）を持続静注，または 25 mg/m²（最大 25 mg）を 6 時間ごとに投与 ・体重に合わせた輸液（5％糖液＋ 0.2％または 0.45％ NaCl）
治療		
急性副腎クリーゼ （急性副腎不全）		・生理食塩水 20 mL/kg を急速輸液（ショック時は 1 時間以内に 60 mL/kg まで投与可） ・低血糖時：　0.5~1 g/kg 糖液，または 25％糖液 2~4 mL/kg（最大 25 g）を 2~3 mL/ 分で投与 　12 歳未満であれば，10％ 糖液 5~10 mL/kg を投与 ・ヒドロコルチゾン 100 mg/m²（最大 100 mg）を静注し，その後 25 mg/m²（最大 25 mg）を 6 時間ごとに投与

※ヒドロコルチゾン 50 mg/m² の参考値：　幼児 25 mg，学童期 50 mg，思春期 100 mg

(6) Go EJL et al. Curr Opin Rheumatol. 2017; 29: 516–522.

(7) Kanegaye JT et al. Pediatrics. 2009; 123: e783–789.

(8) 田中廣壽編. 一冊できわめるステロイド診療ガイド. 文光堂, 2015.

(9) Akahoshi S et al. Endocrines. 2020; 1: 125–137.

(10) Shulman DI et al. Pediatrics. 2007; 119: e484–494.

(11) Ishii T et al. Clin Pediatr Endocrinol. 2015; 24: 77–105.

(12) Stefan R et al. J Clin Endocrinol Metab. 2016; 101: 364–389.

16-1 参考文献

(13) Clowse MEB et al. Rheumatology. 2018; 57: v9–v17.

(14) Earl S et al. Petty RE et al. eds. Textbook of Pediatric Rheumatology 8th ed. Elsevier, 2020: 346–359.

(15) Izmirly P et al. Curr Opin Rheumatol. 2017; 29: 467–472.

(16) Sammaritano LR et al. Arthritis Care Res. 2020; 72: 461–488.

16-2 参考文献

(17) Borgia RE et al. Arthritis Rheumatol. 2018; 70: 616–624.

(18) Nakagishi Y et al. Mod Rheumatol. 2016; 26: 617–620.

(19) 日本リウマチ学会小児リウマチ調査検討小委員会. 若年性特発性関節炎診療ハンドブック 2017. メディカルレビュー社, 2017.

(20) Ravelli A et al. Ann Rheum Dis. 2016; 75: 481–489.

(21) Sen ES et al. Indian J Pediatr. 2016; 83: 248–253.

(22) Wang W et al. Semin Arthritis Rheum. 2015; 44: 405–410.

16-3 参考文献

(23) West SC et al. Postgrad Med J. 2013; 89: 274–283.

16-4 参考文献

(24) Asherson RA et al. Lupus. 2003; 12: 530–534.

(25) Litvinova E et al. Front Immunol. 2018; 9: 2971.

(26) Rodríguez-Pintó I et al. Autoimmun Rev. 2016; 15: 1120–1124.

(27) Rodríguez-Pintó I et al. Rheumatology. 2018; 57: 1264–1270.

16-5 参考文献

(28) Mok GC et al. Cardiol Young. 2003; 13: 131–136.

(29) Tombetti E et al. Front Pediatr. 2019; 7: 419.

16-6 参考文献

(30) Gomez-Gonzalez LB et al. Pediatr Int. 2018; 60: 781–790.

(31) Li Y et al. Pediatr Rheumatol. 2019; 17: 1.

(32) Ma L et al. Clin Pediatr. 2018; 57: 428–435.

16-7 参考文献

(33) Guillevin L et al. Rheum Dis Clin North Am. 2015; 41: 475–488.

(34) Zanatta E et al. Autoimmun Rev. 2018; 17: 882–889.

16-8 参考文献

(35) Bornstein SR et al. J Clin Endocrinol Metab. 2016; 101: 364–389.

17. 治療

多くのリウマチ性疾患は自己免疫疾患・自己炎症性疾患に分類され，治療薬は免疫抑制薬や抗炎症薬が中心となる．

17-1. 治療開始前スクリーニング

- 血算・血液像，凝固系，一般生化学検査，尿検査
- 感染症
  - B 型肝炎ウイルス：HBs 抗原，HBs 抗体，HBc 抗体
    HBc 抗体陽性なら HBV-PCR で監視
  - C 型肝炎ウイルス：HCV 抗体
  - 結核：結核菌特異的 IFN-γ遊離試験
  - サイトメガロウイルス：CMV アンチゲネミア（保険適用外）
  - β-D-グルカン
- 胸部 X 線
- ワクチン接種歴

17-2. 主な治療薬

- 2021 年 2 月現在，小児リウマチ性疾患に対して未承認適応（保険適用外）のものは（[薬剤名]）とした．日本において未承認だが，海外においては認可されているものも併せて記載した．
- 疾患により用法・用量，適応が異なるため，承認状況・用法・用量は薬剤ごとに都度確認する必要がある．

17-2-1. 副腎皮質ステロイド

- 表 17-1 に主な薬剤一覧を示す.
- プレドニゾロン（PSL）換算で高用量：1〜2 mg/kg/日, 中等量：0.6 mg/kg/日, 低用量：0.2 mg/kg/日
- 用量・投与期間により副作用が異なる.
- 長期投与時はステロイド離脱に注意→※ステロイド離脱とステロイドカバー
- 大量投与時には定期的な眼科診察（緑内障スクリーニング）, 気分障害などに注意
- 一般検査以外にも HbA1c, 脂質, 骨密度の定期的な観察, 眼科診察での白内障チェック

※ステロイド離脱とステロイドカバーについて：

　長期に副腎皮質ステロイド内服を行った際には, 視床下部-下垂体-副腎軸（HPA axis）が抑制される状態はステロイド内服中のみでなく漸減終了後も存在しうる. 漸減終了を行う際にも, 内分泌学的検査の必要性を考慮する.

　また, 胃腸炎時などの内服困難時, 手術や感染症などのストレス増加時には, ストレス量に見合ったステロイドカバーを行う.

17-2-2. 免疫抑制薬

- 表 17-2 に主な薬剤一覧を示す.
- 共通する副作用：感染症
- 特に高用量の PSL と併用する際にはニューモシスチス肺炎の予防として ST 合剤使用を考慮する.

17-2-3. 生物学的製剤

- 表 17-3 に主な薬剤一覧を示す.
- 共通する副作用：感染症

●表17-1　副腎皮質ステロイド

一般名 【略語】	投与経路 適応疾患 力価(PSL換算)・用法・用量など ・特徴・注意点
プレドニゾロン 【PSL】	内服・静注 低用量 ~ 高用量まで
メチルプレドニゾロン 【mPSL】	静注 ステロイドパルス療法：30mg/kg/ 日 (最大投与量 1g/ 日) 3 日間 必要に応じて 1 週ごとに繰り返し可 内服 ：力価は PSL の約 1.25 倍
デキサメタゾン 【DEX】	内服・静注 力価は PSL の約 6~7 倍 ・半減期が長い ・鉱質コルチコイドの作用がない
デキサメタゾンパルミチン酸 【DEX-P】	静注 MAS （適応外）：2.5 (~5) mg 12 時間ごと RA：2.5 mg/2 週
トリアムシノロン 【なし】	関節・腱鞘内注射 ・成人ではステロイド全身投与の回避目的で使用されるが，小児での使用は少ない ・腱断裂，組織委縮などの副作用あり

●表17-2　免疫抑制薬

一般名【略語】	投与経路 用法・用量など ・特徴など	代表的な副作用
アルキル化薬		
シクロホスファミド 【CPA, CY】	静注 各施設のレジメンで投与 一般的に 500~750 mg/m² /4 週で開始，患者ごとに調整 ・出血性膀胱炎の予防：輸液による尿量確保，検尿，メスナの併用 ・2 週間前後で白血球の Nadir（底値）到来 初回投与時は投与日から Nadir を超えるまで血算を適切に追跡 内服　一般的に行われない	・早期 血球減少，嘔気・嘔吐，出血性膀胱炎，抗利尿ホルモン不適合分泌症候群 (SIADH)，脱毛，催奇形性，性腺機能障害など ・晩期 不妊，悪性腫瘍など
代謝拮抗薬		
メトトレキサート 【MTX】	内服 4~10 mg/m²/ 週，最大量が 16 mg/m²/ 週 皮下注　海外のみ ・葉酸：副作用軽減目的に内服の 24~48 時間後に投与可	肝障害，嘔気・嘔吐，口内炎，大球性貧血，催奇形性，リンパ増殖性疾患など ・MTX 肺炎（間質性肺炎）は小児では稀
ミコフェノール酸モフェチル 【MMF】	内服 150~600 mg/m²，1 日 2 回　上限 2 g/ 日	消化器症状，催奇形性

アザチオプリン 【AZP, AZA】	内服 1~2 mg/kg/ 日，上限 3 mg/ 日 ・投与前に *NUDT15* 遺伝子多型を検索 ・併用禁忌薬あり（フェブキソスタット など） ・妊娠中も使用可能	急性白血球減少・全脱毛 (*NUDT15* 遺伝子多型) 肝機能障害
カルシニューリン阻害薬		
シクロスポリン 【CsA, CyA】	静注・内服 3~5 mg/kg/ 日 血中濃度をモニターし投与量を決定 ・併用禁忌薬・注意薬が複数あり： CYP3A4 で代謝される薬剤または阻害する薬剤 (ボセンタン, マクロライド系抗菌薬など)	高血圧・腎障害・血栓性微小血管障害・高 K 血症・高血糖・頭痛・振戦・歯肉肥厚・多毛
タクロリムス 【Tac】	内服・静注 0.04~0.075 mg/kg/ 日 血中濃度をモニターし投与量を決定 ・併用禁忌薬・注意薬が複数あり： CYP3A4 で代謝される薬剤または阻害する薬剤 (ボセンタン, マクロライド系抗菌薬など) ・フラノクマリン類を含む柑橘類の摂取で血中濃度が上昇 ・妊娠中も使用可能	高血圧・腎障害・血栓性微小血管障害・高 K 血症・高血糖・頭痛・振戦

- 特に高用量の PSL と併用する際にはニューモシスチス肺炎の予防として ST 合剤使用を考慮する.

17-2-4. JAK 阻害薬

- 表 17-4 に主な薬剤一覧を示す.
- 複数のサイトカイン抑制が可能
- 経口薬
- 主な副作用：感染症・特に帯状疱疹, 消化管穿孔, 血球異常, 肝機能障害, 間質性肺炎, 静脈血栓塞栓症など

17-2-5. その他の治療薬

表 17-5 にその他の主な治療薬を示す.

17-2-6. 予防薬など

表 17-6 に主な予防薬などの一覧を示す.

[執筆者：毛利万里子]

文献

(1) Papapoulos SE et al. N Engl J Med. 2007; 356: 1075–1076.

(2) Michael PW et al. N Engl J Med. 2003; 349: 457–463.

(3) The Hospital For Sick Children. A Resident's Guide to Pediatric Rheumatology 4th Revised Edition. 2019. Section 14: 107–112.

●表17-3　生物学的製剤

一般名 （商品名） 【略語】	投与経路 適応疾患 用法・用量	特に注意すべき 副作用や特徴
TNF 阻害薬		
インフリキシマブ （レミケード） 【IFX】	点滴静注 KD：5mg/kg 単回 BD（眼・腸管・神経・血管）， RA：0, 2, 6 週　5 mg/kg, 以後 4~8 週ごと（疾患ごとに異なる）10 mg/kg までの増量または投与期間短縮検討が可能（適応疾患により異なる）	・キメラ抗体のため輸注反応に注意 ・RA では MTX 併用が必須（中和抗体産生抑制目的）
アダリムマブ （ヒュミラ） 【ADA】	皮下注 JIA, BD（腸管），乾癬（PsA 含む），中間部 / 後部 / 汎ぶどう膜炎：15 kg ≦体重＜30 kg：20 mg/2 週，30 kg ≦体重：40 mg/2 週	・2 週に 1 回投与でよい
エタネルセプト （エンブレル） 【ETA, ETN】	皮下注 pJIA, RA：0.2~0.4 mg/kg 週 2 回 上限 25 mg/ 回	・半減期が短いので，副作用への対処がしやすい利点あり
ゴリムマブ （シンポニー） 【GLM】	皮下注 RA：50 mg/4 週（MTX 併用時）100mg に増量可	・月に 1 回投与でよい
セルトリズマブ ペゴル （シムジア） 【CZP】	皮下注 RA：0, 2, 4 週：400 mg 以後 200 mg/2 週または 400 mg/4 週	・妊娠中も投与可能 ・2 週または 1 か月に 1 回の投与でよい

IL-6 阻害薬		
トシリズマブ （アクテムラ） 【TCZ】	点滴静注 sJIA, MCD：1 回 8 mg/kg/2 週 投与間隔は 1 週間まで短縮 可 pJIA：1 回 8 mg/kg/4 週 皮下注 RA：162 mg/2 週　投与間隔 は 1 週まで短縮可 高安動脈炎：162 mg/ 週	・感染症時も体 　温・CRP が上 　昇しにくいた 　め注意 ・MAS の 症 状・ 　検査所見もマ 　スクされる ※欄外トシリズマブ 　使用時の盲点参照 ・白 血 球 減 少・ 　血小板減少
サリルマブ （ケブザラ） 【SAR】	皮下注 RA：150~200 mg/2 週	トシリズマブの 項参照
IL-1 阻害薬		
カナキヌマブ （イラリス） 【CAN】	皮下注 sJIA：4 mg/kg/4 週，最大 　300 mg/ 回 CAPS, HIDS, TRAPS につい ては添付文書を参照し使用	・好中球減少症
［Anakinra］ （Kineret）	日本未承認	―
［Rilonacept］ （Arcalyst）	日本未承認	―
T 細胞 /B 細胞標的薬		
アバタセプト （オレンシア） （T 細胞選択的 共刺激調節剤） 【ABT】	点滴静注 JIA, RA：0, 2, 4 週 10 mg/kg 以後 4 週毎 皮下注 RA：125 mg/ 週	・RA では 抗 CCP 　抗体高力価陽 　性で特に有用
ベリムマブ （ベンリスタ） （抗 Blys 抗体） 【BEL】	点滴静注 5 歳 以 上 の SLE：0, 2, 4 週 10 mg/kg　以後 4 週毎 皮下注 成人 SLE：200 mg/ 週	・うつ，自殺企 　図

リツキシマブ （リツキサン） （抗CD20抗体） 【RTX】	点滴静注 GPA：週1回　375 mg/m² 4回	・キメラ抗体の ため輸注反応 に注意
その他		
ウステキヌマブ （ステラーラ） （抗IL-12/23抗体） 【UST, UTK】	皮下注 乾癬・PsA：45 mg/kg　0, 4 週　以後12週毎 点滴静注 UC, CDのみ	―
リサンキズマブ （スキリージ） （抗IL-23p19抗体） 【RIS, RSK】	皮下注 乾癬・PsA：75 または150 mg/回　初回，4週，以後 12週毎	―
セクキヌマブ （コセンティクス） （抗IL-17A抗体） 【SCK, SEC】	皮下注 乾癬・PsA：150 mg または 300 mg/4週（初回~4週は 1週毎） SpA・AS：150 mg/4週（初 回~4週は1週毎）	―
イキセキズマブ （トルツ） （抗IL-17A抗体） 【IXE】	皮下注 乾癬・PsA：初回160 mg， 2週~12週80 mg/2週，以 後80 mg/4週 SpA・AS：80 mg/4週（初 回~4週は1週毎）	―
ブロダルマブ （ルミセフ） 【BRD, BRO】	皮下注 乾癬・PsA, SpA・AS：初回， 1週，2週 210 mg/週，以 後210 mg/2週	―

※トシリズマブ使用時の盲点
感染症の際にも，発熱やCRP上昇が観察されにくく，重症化していても見逃されやすくなる．また，MASの際にも，発熱やフェリチン上昇など通常観察される徴候がマスクされる．使用の際にはこれらを患者・家族，かかりつけ医・主治医間で共有し，重症化を見逃さないように努める．

●表17-4　JAK阻害薬

一般名 （商品名） 【略語】	阻害するJAK	適応疾患 用法・用量
バリシチニブ （オルミエント） 【BARI】	JAK1, 2	<u>RA</u>：4 mg/ 日
トファシチニブ （ゼルヤンツ） 【TFB】	JAK1, 2, 3	<u>RA</u>：5 mg/ 回　1 日 2 回
ペフィシチニブ （スマイラフ） 【PEF】	JAK1, 2, 3, TYK2	<u>RA</u>：150 mg/ 日
ウパダシチニブ （リンヴォック） 【UPA】	JAK1	<u>RA</u>：15 mg/ 日
フィルゴチニブ （ジセレカ） 【FIL】	JAK1	<u>RA</u>：200 mg/ 日

●表17-5　その他の治療薬

一般名 （商品名） 【略語】	投与経路 適応疾患 用法・用量など □特徴など	代表的な副作用
非ステロイド性抗炎症薬（NSAIDs）		
アスピリン （アスピリン） 【ASA】	内服 KD：初期（抗炎症） 30~50 mg/kg/ 日, 回復期（抗血小板） 3~5 mg/kg/ 日 リウマチ熱：30~50 mg/kg/ 日	胃粘膜障害 ・特にステロイ ドと併用する 際には注意 腎障害, 肝障害 など
イブプロフェン （ブルフェン）	内服 JIA：30~40 mg/kg/ 日 （最大量 2,400 mg/ 日）	
ナプロキセン （ナイキサン）	内服 JIA：10~20 mg/kg/ 日 （最大量 1,000 mg/ 日）	
その他		
コルヒチン （コルヒチン） 【COL】	内服 FMF：0.01~0.02 mg/ kg/ 日 最大 0.03 mg/kg/ 日	消化器症状 血球減少など
ヒドロキシクロロキ ン （プラケニル） 【HCQ】	内服 SLE：最 大 量 6.5 mg/ kg まで	網膜症 ・開始前に眼科 スクリーニン グ ・開始後も最低 1 回 / 年の眼 科診 QT 延長, 皮疹, 消化器症状, 低 血糖

サラゾスルファピリジン（アザルフィジン）【SASP】	内服 小児では保険適用なし <u>JIA（sJIA は不適）</u>：50 mg/kg/ 日 <u>RA</u>：1 g/ 日	血球減少, 薬疹（SJS, DIHS）
ブシラミン（リマチル）【BUC】	内服 <u>RA</u>：100〜300 mg/ 日	膜性腎症 ・尿定性でタンパク尿を監視
イグラチモド（ケアラム・コルベット）【IGU】	内服 <u>RA</u>：50 mg/ 日	
アプレミラスト（オテズラ）【APR】	内服 <u>乾癬・BD</u>：60 mg/ 日	感染症, 下痢

●表17-6　予防薬など

一般名 （商品名）	投与経路 用法・用量など □特徴など	代表的な副作用
ニューモシスチス肺炎予防薬		
スルファメトキサゾール・トリメトプリム合剤 （バクタ）	内服 トリメトプリムとして1日量 4~8 mg/kg/ 日を週 3 日	血球異常，薬疹，高 K 血症，肝障害など
ペンタミジンイセチオン酸 （ベナンバックス）	吸入 300~600 mg　30 分かけて吸入 /4 週	気管支攣縮など
アトバコン （サムチレール）	内服　成人・発症予防 10 mL/ 日	薬疹，肝障害，白血球減少など
骨粗鬆症予防・治療薬		
・活性型ビタミン D 投与中は尿中 Ca をモニターし，特にステロイドと併用する際には尿路結石に注意する. ・ビスホスホネートは破骨細胞を抑制し骨吸収を阻害するため，成長期の小児においては本来望ましくない. 骨皮質に沈着し長期にわたって血中に放出されたという報告や [1]，薬剤性大理石病の報告 [2] もあり，必要性が高い症例のみに投与を検討する. 使用時は顎骨壊死回避のため，歯科との連携が必要である. ・最低 1 年に 1 回は骨密度を測定する.		
アルファカルシドール （ワンアルファ・アルファロール）	内服　骨粗鬆症 0.01~0.03 μ g/kg	高 Ca 血症，異所性石灰化
パミドロネート （アレディア・パミドロン酸二 Na）	静注　日本においては骨粗鬆症への適応なし 1 mg/kg/3 か月（初回は 2 日間かけて投与）[3]	低 Ca 血症，骨痛，顎骨壊死，外耳道骨壊死，胃食道逆流，大腿骨骨幹部・転子下骨折
アレンドロネート （ボナロン（錠・ゼリー）・フォサマック）	内服　成人 35 mg/ 週 起床時　180 ml 以上の水で内服，内服後30 分は臥位禁	

18. 予防接種

18-1. 予防接種の前に

- まず予防接種歴，罹患歴を確認し，必要に応じて抗体価を測定する．特に低年齢発症である場合，予防接種が未完了である可能性が高い．
- 特に免疫抑制下の水痘罹患は重症化することが知られているため，水痘に対する免疫の有無は重要である．
- 予防接種の有効性の評価については，細胞性免疫能の測定よりも，血清を用いた抗体価が容易に測定可能で普及している．
- 抗体価の測定法は種々あるが（表 18-1，文献 [1] より一部改変），麻疹，風疹，流行性耳下腺炎および水痘に関して CF 法は評価に値しない．麻疹の HI 法はワクチン世代の年長児や成人では感度が悪いため，NT 法が基本となるが，手技が煩雑であるため PA 法が用いられる．風疹では HI 法が優れる．水痘は IAHA 法が最適であるが，実施可能な施設が限られ，ELISA/IgG 法が推奨される．流行性耳下腺炎は ELISA/IgG 法でのみ評価可能である [2]．
- 抗体価と予防接種に関するガイドラインには，「造血細胞移植ガイドライン：予防接種」[2] と「日本環境感染学会．院内感染対策としてのワクチンガイドライン」[3] がある．発症すると，多くの患者に曝露させる可能性がある医療者と患者では異なる抗体価が設定されており，医療従事者に対しては患者よりも厳しいものとなっている．
- 抗体価（表 18-2，文献 [1] より一部改変）の検査は予防接

　　種後 4 週間以降に行う.

●表18-1　抗体測定方法別の抗体価比較　（麻疹・風疹）

		陽性抗体価	発症予防抗体価	感染予防抗体価
麻疹	粒子凝集法 PA（倍）	16	64	256
	酵素免疫法 ELISA（価）	4.0	4.0	16.0
風疹	赤血球凝集抑制法 HI（倍）	8	16	32
	酵素免疫法 ELISA（価）	4	5	12.5

●表18-2　予防接種予防可能疾患の発症予防抗体価

予防接種	抗体測定法	発症予防抗体価
水痘・帯状疱疹ウイルス	ELISA（糖蛋白抗体）	5 IU/mL
流行性耳下腺炎	—	未決定
インフルエンザ菌 b 型（Hib）	ELISA（糖蛋白抗体）	0.15 μg/mL
肺炎球菌	ELISA	0.25~0.35 μg/mL（小児）
	オプソニン化貪食作用	8 倍
インフルエンザ	HI	40 倍
B 型肝炎	ELISA（HBs 抗体）	10 mIU/mL

18-2. 免疫抑制治療下における予防接種

　　2011 年に欧州リウマチ会議より小児・成人のリウマチ性疾患者に対する推奨が出されたが [4]-[6]，「臓器移植および免疫不全状態における予防接種ガイドライン」[7] は日本小児リウマチ学会が関連諸学会と共同で作成したもので，本邦の予防

接種制度や感染流行の実態を反映したものである[7]．小児リ
ウマチ学会独自のものでは小林らが 2015 年に作成，報告して
いる[8]．

　状況が許すようであれば，免疫抑制治療開始前に未接種の生
ワクチンの実施を検討する．接種から治療開始までは少なくと
も 3 週間ほどあけることが望ましい[8]．

　小児リウマチ性疾患の症例では，感染症罹患を契機とした基
礎疾患の重症化が懸念されるため，免疫抑制治療下では，下記
に従い可能な限り予防接種は推奨される．

- 不活化ワクチンはステロイドや免疫抑制薬治療中でも接種
  できるが，症状の増悪期，高用量（ステロイドの場合はプ
  レドニゾロン換算 2 mg/kg/日または 20 mg/日以上）での
  治療中の接種は推奨されない[7][8]．

- 免疫抑制薬治療中の生ワクチン接種は原則として控える
  [4]-[8]．

- 生物学的製剤治療開始前には B 型肝炎ウイルスに対する
  検査が推奨されている．治療開始後の生ワクチン接種は，
  原則推奨されない[4]-[8]．

- HBV キャリアまたは HBV 既往感染例は免疫抑制・化学
  療法に伴い，血清 HBV-DNA 量が増加し「HBV 再活性化」
  をきたすことがある．HBV 既往感染例の HBV 再活性化
  に起因する肝炎は「*de novo* B 型肝炎」と呼称され，リツ
  キシマブとステロイドによる化学療法を実施した症例で多
  くみられることが明らかになっている．*de novo* B 型肝炎
  は劇症化する頻度が高率で，極めて生命予後が不良である
  [4]．

- 日本リウマチ学会では，「関節リウマチに対する TNF 阻
  害療法施行ガイドライン」，「関節リウマチに対するトシリ
  ズマブ使用ガイドライン」，「関節リウマチに対するアバタ
  セプト使用ガイドライン」を公表し，キャリアを含む B 型

　　肝炎ウイルス感染者に対しては生物学的製剤を投与すべきではないとしている.

- 本邦では平成28年（2016年）よりB型肝炎ワクチンが0歳児を対象に定期接種化された. 未接種あるいは有効なHBs抗体価を保有していない場合，リスクを鑑みB型肝炎ワクチンの接種を検討する.

18-3. 予防接種法改正に伴う異なる予防接種の接種間隔の一部変更

- 「注射生ワクチン」の接種後27日以上の間隔をおいて，「注射生ワクチン」を接種（変更なし）.
- それ以外のワクチンの組み合わせでは，前のワクチン接種からの間隔にかかわらず，次のワクチンの接種が可能（図18-1[(10)]）.

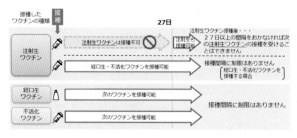

●図18-1　令和2年（2020年）10月1日からの「異なる種類のワクチンを接種する際の接種間隔のルール」

[執筆者：宮前多佳子]

文献

(1) 庵原俊昭. 小児感染免疫. 2011; 23: 89–95.

(2) 日本造血細胞移植学会. 造血細胞移植ガイドライン：予防接種 第3版. 2018. https://www.jshct.com/uploads/files/guideline/01_05_vaccination_ver03.pdf

(3) 日本環境感染学会. 院内感染対策としてのワクチンガイドライン. 2009. http://www.kankyokansen.org/modules/publication/index.php?content_id=4

(4) Heijstek MW et al. Ann Rheum Dis. 2011; 70: 1704–1712.

(5) van Assen S et al. Ann Rheum Dis. 2011; 70: 414–422.

(6) Furer V et al. Ann Rheum Dis. 2020; 79: 39–52.

(7) 日本小児感染症学会. 小児の臓器移植および免疫不全状態における予防接種ガイドライン 2014. 協和企画, 2014.

(8) Kobayashi I et al. Mod Rheumatol. 2015; 25: 335–343.

(9) Umemura T et al. Intern Med. 2006; 45: 747–748.

(10) 厚生労働省. ワクチンの接種間隔の規定変更に関するお知らせ. https://www.mhlw.go.jp/stf/seisakunitsuite/bunya/kenkou_iryou/kenkou/kekkaku-kansenshou03/rota_index_00003.html

(11) 日本リウマチ学会. 新型コロナウイルス（COVID-19）ワクチンについて. 2021. https://www.ryumachi-jp.com/information/medical/covid-19_2/

(12) Polack FP et al. N Engl J Med. 2020; 383: 2603–2615.

略語一覧

薬品名

略表記	日本語	正式名称
ABT	アバタセプト	abatacept
ADA	アダリムマブ	adalimumab
APR	アプレミラスト	apremilast
ASA	アスピリン	aspirin (acetylsalicylic acid)
AZA, AZP	アザチオプリン	azathioprine
BARI	バリシチニブ	baricitinib
BEL	ベリムマブ	belimumab
BRD, BRO	ブロダルマブ	brodalumab
BUC	ブシラミン	bucillamine
CAN	カナキヌマブ	canakinumab
COL	コルヒチン	colchicine
CPA, CY	シクロホスファミド	cyclophosphamide
CsA, CyA	シクロスポリン	cyclosporine
CZP	セルトリズマブペゴル	certolizumab pegol
DEX	デキサメタゾン	dexamethasone
DEX-P	デキサメタゾンパルミチン酸	dexamethasone palmitate
ETA, ETN	エタネルセプト	etanercept
FIL	フィルゴチニブ	filgotinib
GLK	グセルクマブ	guselkumab
GLM	ゴリムマブ	golimumab
HCQ	ヒドロキシクロロキン	hydroxychloroquine
IFX	インフリキシマブ	infliximab
IGU	イグラチモド	iguratimod
IXE	イキセキズマブ	ixekizumab
MMF	ミコフェノール酸モフェチル	mycophenolate mofetil
mPSL	メチルプレドニゾロン	methylprednisolone
MTX	メトトレキサート	methotrexate
MZR	ミゾリビン	mizoribine
PEF	ペフィシチニブ	peficitinib
PSL	プレドニゾロン	prednisolone
RIS, RSK	リサンキズマブ	risankizumab
RTX	リツキシマブ	rituximab
SAR	サリルマブ	sarilumab
SASP	サラゾスルファピリジン	salazosulfapyridine
SCK, SEC	セクキヌマブ	secukinumab
Tac	タクロリムス	tacrolimus
TCZ	トシリズマブ	tocilizumab

略表記	日本語	正式名称
TFB	トファシチニブ	tofacitinib
UPA	ウパダシチニブ	upadacitinib
UST, UTK	ウステキヌマブ	ustekinumab
UTI	ウリナスタチン	urinastatin
VP-16	エトポシド	etoposide

一般

略表記	日本語	正式名称
^{18}F	^{18}-フルオロデオキシグルコース	^{18}-fluorodeoxyglucose
5-HT	5-ヒドロキシトリプタミン（セロトニン）	5-hydroxytryptamine (serotonin)
6MWT	6分間歩行試験	six-minute walk test
AA	アミロイドA	amyloid A
AAV	ANCA関連血管炎	ANCA-associated vasculitis
ACE	アンジオテンシン変換酵素	angiotensin converting enzyme
ACR	米国リウマチ学会	American College of Rheumatology
ACTH	副腎皮質刺激ホルモン	adrenocorticotropic hormone
AD	常染色体優性（顕性）遺伝	autosomal dominant
AD	アトピー性皮膚炎	atopic dermatitis
ADA2	アデノシンデアミナーゼ2	adenosine deaminase 2
ADAMTS13	トロンボスポンジン1型モチーフを有するディスインテグリンおよびメタロプロテアーゼ	disintegrin-like and metalloproteinase with thrombospondin type 1 motifs 13
ADHD	注意欠陥多動性障害	attention deficit hyperactivity disorder
AGS	Aicardi–Goutieres症候群	Aicardi–Goutieres Syndrome
Alb	アルブミン	albumin
ALT	アラニンアミノトランスフェラーゼ	alanine aminotransferase
ANA	抗核抗体	antinuclear antibody
ANCA	抗好中球細胞質抗体	anti-neutrophil cytoplasmic antibody
aPL抗体	抗リン脂質抗体	antiphospholipid antibody
APS	抗リン脂質抗体症候群	anti-phospholipid antibody syndrome

略表記	日本語	正式名称
APTT	活性化部分トロンボプラスチン時間	activated partial thromboplastin time
AR	常染色体劣性（潜性）遺伝	autosomal recessive
ARDS	急性呼吸窮迫症候群	acute respiratory distress syndrome
ARS	アミノアシル tRNA 合成酵素	aminoacyl-tRNA synthetase
AS	強直性脊椎炎	ankylosing spondylitis
ASD	成人 Still 病	adult Still's disease
ASO	抗ストレプトリジン O 抗体	anti-streptolysin O antibody
AST	アスパラギン酸アミノトランスフェラーゼ	aspartate aminotransferase
BCG	Bacille Calmette–Guerin ワクチン	Bacille Calmette–Guerin vaccine
BD	Behcet 病	Behcet's Disease
BNP	脳性ナトリウム利尿ペプチド	brain natriuretic peptide
BUN	血液尿素窒素	blood urea nitrogen
Ca	カルシウム	calcium
CAA	冠動脈瘤	coronary artery aneurysm
CADASIL	皮質下梗塞と白質脳症を伴う常染色体優性脳動脈症	cerebral autosomal dominant arteriopathy with subcortical infarct and leukoencephalopathy
CADM	筋無症候性皮膚筋炎	clinically amyopathic dermatomyositis
CAJDM	無症候性若年性皮膚筋炎	clinically amyopathic juvenile dermatomyositis
C-ANCA	細胞質性抗好中球細胞質抗体	cytoplasmicc anti-neutrophil cytoplasmic antibody
CANDLE 症候群	脂肪異栄養症および発熱を伴う慢性非典型的好中球性皮膚疾患症候群	chronic atypical neutrophilic dermatosis with lipodystrophy and elevated temperature syndrome
CAPS	劇症型抗リン脂質抗体症候群	catastrophic anti-phospholipid antibody syndrome
CAPS	クリオピリン関連周期熱症候群	cryopyrin-associated periodic syndrome
CARRA	小児関節炎・リウマチ研究連合	Childhood Arthritis and Rheumatology Research Alliance

略表記	日本語	正式名称
CCP	環状シトルリン化ペプチド	cyclic citrullinated peptide
CD	Crohn 病	Crohn's Disease
CD	分化抗原群	cluster of differentiation
CDAI	—	Clinical Disease Activity Index
CENP-F	セントロメア蛋白 F	centromeric protein F
CF	補体結合反応	complement fixation
CHAQ	—	Childhood Health Assessment Questionnaire
CHB	先天性心ブロック	congenital heart block
CHCC2012	—	Chapel Hill Consensus Conference 2012
CHF	うっ血性心不全	congestive heart failure
CINCA 症候群	慢性乳児神経皮膚関節症候群	chronic infantile neurologic cutaneous, and articular syndrome
CK	クレアチンキナーゼ	creatine kinase
Cl	塩素	chlorine
CMAS	小児筋炎評価尺度	Childhood Myositis Assessment Scale
CMV	サイトメガロウイルス	cytomegalovirus
Cr	クレアチニン	creatinine
CREST	石灰沈着, Raynaud 現象, 食道蠕動障害, 手指硬化症, および毛細血管拡張症	calcinosis, Raynaud's phenomenon, esophageal dysmotility, sclerodactyly, and telangiectasia
CRP	C 反応性蛋白	C-reactive protein
CT	コンピューター断層撮影	computed tomography
CV	クリオグロブリン血管炎	cryoglobulinemic vasculitis
CYP3A4	シトクロム P450 3A4	cytochrome P450 3A4
DADA2	アデノシンアミナーゼ 2 欠損症	deficiency of adenosine deaminase 2
DAH	びまん性肺胞出血	diffuse alveolar hemorrhage
DAS28	—	Disease Activity Score 28 joints
D-Bil	直接ビリルビン	direct bilirubin
DIC	播種性血管内凝固	disseminated intravascular coagulation
DIHS	薬剤過敏症症候群	drug-induced hypersensitivity syndrome
DIP 関節	遠位指節間関節	distal interphalangeal joint

略表記	日本語	正式名称
DL$_{CO}$	一酸化炭素肺拡散能力	diffusing capacity of lung for carbon monoxide
DM	皮膚筋炎	dermatomyositis
DNA	デオキシリボ核酸	deoxyribonucleic acid
dsDNA	二本鎖 DNA	double stranded deoxyribonucleic acid
DXA	二重エネルギー X 線吸収測定	dual energy X-ray absorptiometry
EBV	Epstein–Barr ウイルス	Epstein–Barr virus
EFE	心内膜弾性線維症	endocardial fibroelastosis
EGPA	好酸球性多発血管炎性肉芽腫症	eosinophilic granulomatosis with polyangiitis
ELISA	酵素結合免疫吸着検査	enzyme-linked immunosorbent assay
ENA	可溶性核抗原	extractable nuclear antigen
ERA	付着部炎関連関節炎	enthesitis-related arthritis
ESR	赤血球沈降速度	erythrocyte sedimentation rate
ESSDAI	—	EULAR Sjogren Syndrome Disease Activity Index
EULAR	欧州リウマチ学会	European Alliance of Associations for Rheumatology
Fbg	フィブリノゲン	fibrinogen
FCAS	家族性寒冷自己炎症症候群	familial cold autoinflammatory syndrome
FDG	フルオロデオキシグルコース	fluorodeoxyglucose
FDG-PET	フルオロデオキシグルコースポジトロン断層撮影法	fluorodeoxyglucose positron emission tomography
FDP	フィブリノゲン分解産物	fibrinogen degradation product
FLAIR	液体抑制反転回復法	fluid-attenuated inversion recovery
FMF	家族性地中海熱	familial Mediterranean fever
fT3	遊離 T3	free T3
fT4	遊離 T4	free T4
FTA-ABS	梅毒トレポネーマ蛍光抗体吸収試験	fluorescent treponemal antibody-absorption

略表記	日本語	正式名称
GBM	糸球体基底膜	glomerular basement membrane
GC	糖質コルチコイド	glucocorticoid
GCA	巨細胞性血管炎	giant cell arteritis
Gd-DTPA	ガドリニウム-ジエチレントリアミン五酢酸	gadorinium-diethylenetriamine pentaacetic acid
GERD	胃食道逆流症	gastroesophageal reflux disease
GPA	多発血管炎性肉芽腫症	granulomatosis with polyangiitis
GVHD	移植片対宿主病	graft versus host disease
HA20	A20 ハプロ不全症	A20 haploinsufficiency
Hb	ヘモグロビン	hemoglobin
HbA1c	ヘモグロビン A1c	hemoglobin A1c
HBc 抗体	B 型肝炎コア抗体	hepatitis B core antibody
HBs 抗原/抗体	B 型肝炎表面抗原/抗体	hepatitis B surface antigen/antibody
HBV	B 型肝炎ウイルス	hepatitis B virus
HCV	C 型肝炎ウイルス	hepatitis C virus
HI	赤血球凝集抑制	hemagglutination inhibition
Hib	インフルエンザ菌 b 型	Haemophilus influenzae type b
HIDS	高 IgD 症候群	hyper-IgD syndrome
HIV	ヒト免疫不全ウイルス	human immunodeficiency virus
HLA	ヒト白血球抗原	human leukocyte antigen
HLH	血球貪食性リンパ組織球症	hemophagocytic lymphohistiocytosis
HMG-CoA	ヒドロキシメチルグルタリル CoA	hydroxymethylglutaryl-CoA
HMGCR	ヒドロキシメチルグルタリル CoA 還元酵素	hydroxymethylglutaryl-CoA reductase
HPA axis	視床下部-下垂体-副腎軸	hypothalamic–pituitary–adrenal axis
HpF	強拡大視野	high power field
HSP	Henoch–Schonlein 紫斑病	Henoch–Schonlein purpura
HTLV	ヒト T 細胞白血病ウイルス	human T-cell leukemia virus
HUS	溶血性尿毒症症候群	hemolytic uremic syndrome
HUV	低補体蕁麻疹様血管炎	hypocomplementemic urticarial vasculitis

略表記	日本語	正式名称
IAHA 法	免疫粘着赤血球凝集	immune adherence hemagglutination
IAHS	感染症関連血球貪食症候群	infection-associated hemophagocytic syndrome
IBD	炎症性腸疾患	inflammatory bowel disease
IBM	封入体筋炎	inclusion body myositis
ICBD	—	International Classification Criteria for Behcet's Disease
IFN	インターフェロン	interferon
IgA	免疫グロブリン A	immunoglobulin A
IgAV	免疫グロブリン A 血管炎	immunoglobulin A vasculitis
IgD	免疫グロブリン D	immunoglobulin D
IgG	免疫グロブリン G	immunoglobulin G
IgG4RD	IgG4 関連疾患	IgG4-related disease
IgM	免疫グロブリン M	immunoglobulin M
IL	インターロイキン	interleukin
ILAR	国際リウマチ学会	International League of Associations for Rheumatology
INR	国際標準比	international normalized ratio
ISG	—	International Study Group for Behcet's Disease
ISKDC	—	International Study of Kidney Disease in Children
ISN	国際腎臓学会	International Society of Nephrology
ITAS	—	Indian Takayasu Clinical Activity Score
IVCY	経静脈シクロホスファミド	intravenous cyclophosphamide
IVIG	経静脈免疫グロブリン	intravenous immunoglobulin
IVMP	ステロイドパルス	intravenous methylprednisolone
JADAS-27	—	Juvenile Arthritis Disease Activity Score 27
JAK	ヤヌスキナーゼ阻害薬	Januse kinase inhibitor
JDM	若年性皮膚筋炎	juvenile dermatomyositis

略表記	日本語	正式名称
JIA	若年性特発性関節炎	juvenile idiopathic arthritis
JPM	若年性多発筋炎	juvenile polymyositis
JPsA	小児乾癬性関節炎	juvenile psoriatic arthritis
jSpA	若年発症脊椎関節炎	juvenile spondyloarthritis
K	カリウム	potassium
KD	川崎病	Kawasaki Disease
KDIGO	—	Kidney Disease: Improving Global Outcomes
KDSS	川崎病ショック症候群	Kawasaki Disease shock syndrome
KL-6	—	Krebs von den Lungen 6
LDH	乳酸脱水素酵素	lactate dehydrogenase
LN	ループス腎炎	lupus nephritis
LSD	リゼルグ酸ジエチルアミド	lysergic acid diethylamide
MAS	マクロファージ活性化症候群	macrophage activation syndrome
MCD	多中心性 Castleman 病	multicentric Castleman's Disease
MCP 関節	中手指節間関節	metacarpophalangeal joint
MCTD	混合性結合組織病	mixed connective tissue disease
MDA5	メラノーマ分化関連遺伝子 5	melanoma differentiation-associated gene 5
MELAS	ミトコンドリア脳筋症, 乳酸アシドーシス, 脳卒中様発作症候群	mitochondrial encephalopathy, lactic acidosis, and stroke-like episodes syndrome
MK	メバロン酸キナーゼ	mevalonate kinase
MKD	メバロン酸キナーゼ欠損症	mevalonate kinase deficiency
MMP-3	マトリックスメタロプロテアーゼ-3	matrix metalloproteinase 3
MMT-8	徒手筋力テスト 8	manual muscle test 8
MPA	顕微鏡的多発性血管炎	microscopic polyangiitis
MPO	ミエロペルオキシダーゼ	myeloperoxidase
MRA	磁気共鳴血管画像	magnetic resonance angiography
MRI	磁気共鳴画像	magnetic resonance imaging
MRP	骨髄関連蛋白	myeloid-related protein
MTP 関節	中足趾節間関節	metatarsophalangeal joint
MWS	Muckle–Wells 症候群	Muckle–Wells Syndrome
Na	ナトリウム	sodium

略表記	日本語	正式名称
NAG	N-アセチルβ-D-グルコサミニダーゼ	N-acetyl-β-D-glucosaminidase
NF-κB	核内因子κB	nuclear factor kappa B
NIAM	非ステロイド性抗炎症薬誘発性無菌性髄膜炎	nonsteroidal anti-inflammatory drug-induced aseptic meningitis
NK 細胞	ナチュラルキラー細胞	natural killer cell
NLE	新生児ループスエリテマトーデス	neonatal lupus erythematosus
NMDAR	N-メチル-D-アスパラギン酸受容体	N-methyl-D-aspartate receptor
NOMID	新生児期発症多臓器系炎性疾患	neonatal onset multisystem inflammatory disease
NP-SLE	精神神経ループス	neuropsychiatric systemic lupus erythematosus
NS	ネフローゼ症候群	nephotic syndrome
NSAIDs	非ステロイド性抗炎症薬	nonsteroidal anti-inflammatory drugs
NT	中和反応	neutralization test
NuMA	核有糸分裂装置蛋白	nuclear mitotic apparatus protein
NXP-2	―	nuclear matrix protein 2
P	リン	phosphorus
PACNS	原発性中枢神経系血管炎	primary angiitis of central nerves system
PAN	結節性多発動脈炎	polyarteritis nodosa
P-ANCA	抗好中球細胞質ミエロペルオキシダーゼ抗体	perinuclear anti-neutrophil cytoplasmic antibody
PAPA 症候群	化膿性無菌性関節炎・壊疽性膿皮症・アクネ症候群	pyogenic arthritis, pyoderma gangrenosum and acne syndrome
PA	凝集反応	particle agglutination
PCNA	増殖性細胞核抗原	proliferating cell nuclear antigen
PCR	ポリメラーゼ連鎖反応	polymerase chain reaction
PE	血漿交換	plasma exchange
PEDBD	―	The Pediatric Behcet's Disease Study
PET-CT	ポジトロン断層撮影法・コンピューター断層撮影法	positron emission tomography, computed tomography

略表記	日本語	正式名称
PFAPA	周期性発熱・アフタ性口内炎・咽頭炎・頚部リンパ節炎症候群	periodic fever, aphthous stomatitis, pharyngitis and adenitis
PIP 関節	近位指節間関節	proximal interphalangeal joint
pJIA	多関節型若年性特発性関節炎	polyarticular juvenile idiopathic arthritis
PM	多発性筋炎	polymyositis
PPI	プロトンポンプ阻害薬	proton pump inhibitor
PR3	プロテイナーゼ 3	proteinase-3
PRES	—	Paediatric Rheumatology European Society
PRINTO	—	Pediatric Rheumatology International Trials Organization
PS/PT 抗体	ホスファチジルセリン依存性抗プロトロンビン抗体	phosphatidylserine-dependent anti-prothrombin
PsA	乾癬性関節炎	psoriatic arthritis
PSRA	溶連菌感染後反応性関節炎	poststreptococcal reactive arthritis
PT	プロトロンビン時間	prothrombin time
PT-INR	プロトロンビン時間国際標準比	prothrombin time international normalized ratio
PTT	部分トロンボプラスチン時間	partial thromboplastin time
PVAS	—	Paediatric Vasculitis Activity Score
QOL	生活の質	quality of life
QTc	補正 QT 時間	corrected QT interval
RA	関節リウマチ	rheumatoid arthritis
ReA	反応性関節炎	reactive arthritis
RF	リウマチ熱	rheumatic fever
RF	リウマトイド因子	rheumatoid factor
RNA	リボ核酸	ribonucleic acid
RNP	リボ核蛋白	ribonucleoprotein
RPR	迅速血漿レアギン試験	rapid plasma reagin test
RPS	腎病理学会	Renal Pathology Society
S100A12	カルシウム結合蛋白 S100A12	S100 calcium-binding protein A12
SAA	血清アミロイド A	serum amyloid
SDAI	—	Simplified Disease Activity Index

略表記	日本語	正式名称
SIADH	抗利尿ホルモン不適合分泌症候群	syndrome of inappropriate secretion of antidiuretic hormone
SIRS	全身炎症性反応症候群	systemic inflammatory response syndrome
sJIA	全身性若年性特発性関節炎	systemic juvenile idiopathic arthritis
SJS	Stevens–Johnson 症候群	Stevens–Johnson Syndrome
SLE	全身性エリテマトーデス	systemic lupus erythematosus
SLEDAI	—	Systemic Lupus Erythematosus Disease Activity Index
SLICC	—	Systemic Lupus International Collaborating Clinics
SpA	脊椎関節炎	spondyloarthritis
SPECT	単一光子放射断層撮影	single photon emission computed tomography
SRP	シグナル認識粒子	signal recognition particle
SS	Sjogren 症候群	Sjogren's Syndrome
SSc	全身性強皮症	systemic sclerosis
ssDNA	一本鎖 DNA	single stranded DNA
ST	スルファメトキサゾール・トリメトプリム	sulfamethoxazole–trimethoprim
STIR	脂肪抑制（短 T1 反転回復）法	short inversion time inversion recovery
T1WI	T1 強調画像	T1-weighted image
T2T	目標達成に向けた治療	treat-to-target
T2WI	T2 強調画像	T2-weighted image
TA	高安動脈炎	Takayasu arteritis
T-Bil	総ビリルビン	total bilirubin
TG	トリグリセリド	triglyceride
TIF1γ	転写中間因子 1γ	transcriptional intermediary factor 1γ
TINU 症候群	間質性腎炎ぶどう膜炎症候群	tubulointerstitial nephritis and uveitis syndrome
TMA	血栓性微小血管障害	thrombotic microangiopathy
TNF	腫瘍壊死因子	tumor necrosis factor
TP	総蛋白	total protein
TPI	梅毒トレポネーマ運動抑制試験	treponema pallidum immobilization test
TRAPS	TNF 受容体関連周期性発熱症候群	TNF receptor-associated periodic syndrome

略表記	日本語	正式名称
TSH	甲状腺刺激ホルモン	thyroid stimulating hormone
TSS	スキンスコア	Total Skin Thickness Score
TTP	血栓性血小板減少性紫斑病	thrombotic thrombocytopenic purpura
TYK	チロシンキナーゼ	tyrosine kinase
UC	潰瘍性大腸炎	ulcer colitis
uSpA	分類不能脊椎関節炎	undifferenciated spondyloarthritis
VC	肺活量	vital capacity
$\beta2$GPI	$\beta2$ グリコプロテイン I	$\beta2$ glycoprotein I
$\beta2$M	$\beta2$ ミクログロブリン	$\beta2$ microglobulin
抗 SS-A 抗体	抗 Sjogren 症候群 A 型抗体	anti-Sjogren's Syndrome A antibody
抗 SS-B 抗体	抗 Sjogren 症候群 B 型抗体	anti-Sjogren's Syndrome B antibody

索引

執筆者紹介

森　雅亮
東京医科歯科大学大学院医歯学総合研究科生涯免疫難病学講座
聖マリアンナ医科大学リウマチ・膠原病・アレルギー内科／
リウマチ・膠原病生涯治療センター
執筆担当：序文

山口賢一
聖路加国際病院リウマチ膠原病センター
執筆担当：第 1, 5 章

井上祐三朗
千葉県こども病院アレルギー・膠原病科
執筆担当：第 2 章

谷　諭美
Brigham and Women's Hospital
東京女子医科大学病院膠原病リウマチ痛風センター小児リウマチ科
執筆担当：第 3 章

小椋雅夫
国立成育医療研究センター腎臓・リウマチ・膠原病科
執筆担当：第 4 章

清水正樹
東京医科歯科大学大学院医歯学総合研究科小児地域成育医療学講座
執筆担当：第 6 章

上島洋二
埼玉県立小児医療センター感染免疫・アレルギー科
執筆担当：第 7 章

西　健太朗
国立成育医療研究センター腎臓・リウマチ・膠原病科
執筆担当：第 8 章

田中絵里子
杏林大学医学部小児科
執筆担当：第 9 章

岸　崇之
東京女子医科大学病院小児科
執筆担当：第 10 章

野村　滋
群馬県立小児医療センターアレルギー・リウマチ科
執筆担当：第 11 章

大西卓磨
埼玉県立小児医療センター感染免疫・アレルギー科
執筆担当：第 12 章

川邊智宏
東京女子医科大学病院膠原病リウマチ痛風センター小児リウマチ科
執筆担当：第 13 章

阿久津裕子
東京医科歯科大学小児科
執筆担当：第 14 章

佐藤　智
埼玉県立小児医療センター感染免疫・アレルギー科
執筆担当：第 14, 15 章

赤峰敬治
東京都立小児総合医療センター腎臓・リウマチ膠原病科
執筆担当：第 16 章

影山あさ子
東京都立小児総合医療センター腎臓・リウマチ膠原病科
執筆担当：第 16 章

毛利万里子
東京大学大学院医学系研究科生殖・発達・加齢医学小児科
執筆担当：第 17 章

宮前多佳子
東京女子医科大学病院膠原病リウマチ痛風センター小児リウマチ科
執筆担当：第 18 章

小児リウマチレジデントガイド　　定価はカバーに表示

2022 年 2 月 1 日　初版第 1 刷

編　　集	Metropolitan Pediatric Rheumatology Conference
編集協力	日本小児リウマチ学会
発行者	朝　倉　誠　造
発行所	株式会社　朝　倉　書　店

東京都新宿区新小川町 6-29
郵便番号　　１６２-８７０７
電　話　03（3260）0141
ＦＡＸ　03（3260）0180
https://www.asakura.co.jp

〈検印省略〉

教文堂・渡辺製本

© 2022 〈無断複写・転載を禁ず〉

ISBN 978-4-254-32263-7　C 3047　　Printed in Japan

伝統と信頼の「朝倉内科学」

2022年3月上旬発売予定!

5年振りの全面改訂

 new 第7章(感染症)に新型コロナウイルス感染症COVID-19を新設.また関連項目にも随所にCOVID-19に関する情報を盛り込んだ唯一の内科学書.

 new 紙面をB5判から四六倍判に拡大,紙面構成も一新し読みやすさを維持しながら情報量を2割アップ.

 new 電子書籍版*閲覧権の特典が付きます.
*本体紙面+デジタル付録(コラム・ノート,図・写真,表,動画)をブラウザ上で閲覧できます

* ── 国内740名余の精鋭執筆陣による最新の記述.
* ── 第11版(2017年刊)以降の進歩と変化をわかりやすく記述.
* ── 読みやすさに重点を置いたレイアウトと図表.
* ── 別巻(総目次・基準値・略語表・総索引)を設けた6分冊形式で,よりハンディに.

総編集 矢﨑義雄 小室一成

内科學

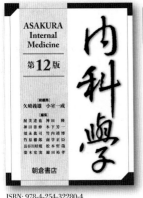

ASAKURA Internal Medicine
第12版

内科學

[総編集]
矢﨑義雄 小室一成

[編集]
渥美達也 神田 隆
神田善伸 木下芳一
須永眞司 竹内靖博
竹原徹郎 南学正臣
長谷川好規 松本哲哉
楽木宏実 綿田裕孝

朝倉書店

編集

渥美達也
神田 隆
神田善伸
木下芳一
須永眞司
竹内靖博
竹原徹郎
南学正臣
長谷川好規
松本哲哉
楽木宏実
綿田裕孝

ISBN: 978-4-254-32280-4
四六倍判/2572頁

定価 31,900円
（本体29,000円）
*分冊版のみの刊行です(分売不可)

第12版

朝倉書店

立ち読みはこちらから